AF411241

TRAITÉ
DES EAUX
MINERALES
DE ROUEN;
ET DE SES ENVIRONS.

In tenui labor, at tenuis non gloria.
Virg.

TRAITÉ DES EAUX MINÉRALES DE LA VILLE DE ROUEN,

OU L'ON ÉTABLIT LA NATURE & les Principes de ces Eaux, leurs Vertus & leur Usage pour la guérison des Maladies simples ou compliquées, ausquelles elles conviennent ; avec un Régime & des Précautions relatives à la boisson de toutes les Eaux ferrugineuses en général.

PAR M. DENIHELL,

Ecuyer, Conseiller-Médecin du Roi, Agregé Honoraire du Collége Royal de Nancy, de celui de Roüen, & Médecin-Consultant de l'Auguste & Royale Maison de STUART.

A ROUEN;

Chez E. V. MACHUEL, Imprimeur Libraire, ruë S. Lo, vis-à-vis le Palais,

M. DCC. LIX.

Avec Aprobation & Privilége du Roi.

A MONSIEUR

LE MARQUIS

DE LA

BOURDONNAYE,

CONSEILLER D'ÉTAT,

Ci-devant Intendant de Justice, Police
& Finances en la Généralité de Rouen.

ONSIEUR,

La démission volontaire que
vous avez faite entre les mains
du Roi, au grand regret des

*ij

Peuples de la Haute-Normandie,
de ce Poſte éminent que vous
y occupiez avec tant de diſtinc-
tion, depuis près de trente ans,
& dans lequel vous avez été ſi
dignement remplacé, pour notre
bonheur général, ne me doit pas
être un motif de varier dans le
deſſein que j'ai formé depuis
long-tems, de vous conſacrer un
public & légitime Tribut de mon
juſte hommage & de ma reconnoiſſance. C'eſt dans cet eſprit
de gratitude & de vénération,
que j'oſe vous ſuplier d'agréer
une modique Offrande littéraire,
& d'honorer de vos regards &

*de votre protection, un Traité
sur nos Eaux Minérales de la
Maréquerie, que vous avez sau-
vées de l'anéantissement que leur
préparoit un Propriétaire, plus
jaloux d'avoir des ressources dans
son Commerce, que de nous en
procurer pour nos Maladies. Vous
avez bien voulu ajouter ce nouveau bienfait à tant d'autres,
que vous aimiez à répandre sur
les Habitans de cette Capitale.
Nos fortunes ont été régies par
votre sage modération, & votre
prévoyance a veillé à la conser-
vation de nos jours. Ces Sources
Ferrugineuses, ces Fontaines,*

Emules de Forges, vous doivent leur luſtre & leur embelliſſement. Elles euſſent été mêlées, confonduës & oubliées dans le Ruiſſeau d'Aubette, ſi votre autorité, de concert avec votre connoiſſance univerſelle de tous les principes Phyſiques, n'eût arrêté les vues ambitieuſes du ſieur Paul Sanſon, qui commençoit déja à combler ce Puits ſalutaire, pour y élever un Edifice aſſortiſſant au Négoce de ſa Manufacture. Préſervateur de ces Eaux, vous l'êtes devenu de la ſanté publique. Dépoſitaire de cette portion de l'utilité

générale, économique, qui vous a
été confiée, vous l'avez toujours
fait servir à la solide gloire de
l'Etat ; & tous les travaux
que vous avez ordonnés, loin
d'avoir été des fardeaux onéreux,
font devenus par le choix que
vous sçaviez si bien faire des
tems d'indigence, une aisance
réelle pour les malheureux. Sans
exciter ni plaintes, ni murmures,
vous avez fait préparer des Routes faciles & spacieuses pour le
Voyage de Sa Majesté, jusqu'au
Port le plus éloigné de votre
Département, & pour celui de
Madame la Dauphine jusqu'à

Forges. Heureuſe époque , d'où nous datons avec des cris de joye , ſouvent réïtérés , les jours tant multipliés de ſon auguſte fécondité.

Mais en vous preſentant ce petit Ouvrage , loin de vouloir entreprendre votre éloge , je ſçais que vous ne ſouffrez qu'avec peine que l'on vous faſſe apercevoir ces talens ſupérieurs , qui vous ont toujours guidé vers le bien général de la Société. Les Riches & les Pauvres ayant conſtamment été l'objet de vos judicieuſes réfléxions dans l'ordre de la Juſtice diſtributive , c'eſt aux uns & aux autres que j'offre les moyens de mettre à profit un ancien héritage martial & précieux, dont vous leur avez assuré le fonds.

Content de renouveller aux yeux de mes Concitoyens un foible souvenir des grands avantages que vous avez prodigués à cette Ville, où vous avez ranimé le Commerce & les Arts, encouragé les sciences. & l'Industrie, & réuni enfin le sçavant à l'agréable, & l'amusant à l'utile, je ne me regarderois pas comme indigne des bontés dont vous m'avez jusqu'à present honoré, si cet essai, enfanté par le zèle , & fruit paſſager de quelques loiſirs échapés au tumulte de ma pratique , peuvoit parvenir au ſceau de votre aprobation. Je ſuis avec le plus profond reſpect ,

MONSIEUR ;

Votre très-humble, & très-obéiſſant ſerviteur ,
DE NIHELL.

A Roüen, ce 30 Avril 1758.

In publica commoda peccem
Si longo ſermone morer tua tempora...
Horat.

DIS.

DISCOURS

PRÉLIMINAIRE.

D E tous les secours qu'il a plû à la divine Providence d'accorder au genre humain, pour la guérison ou pour le soulagement des Maladies Chroniques, il n'en est point de plus présent, ni de plus effi-

cace que l'ufage des Eaux
minérales, autorifé par de
fages & fçavans Prati-
ciens, qui en connoiffent
la Nature, qui en ont
pénétré les principes, &
qui fçavent les adap-
ter aux différentes efpé-
ces d'infirmités, & à la
diverfité des tempéra-
mens, aufquels leur pru-
dence les deftine.

Cette boiffon n'eft pas
plutôt bien indiquée,
qu'elle devient toujours
falutaire ; fouvent même
eft-elle la feule reffource

de l'art de guérir dans les
cas affez fréquens , où
les Malades rebutés par
un long emploi de Mé-
dicamens galéniques &
chimiques , fe refufent
peut-être à un prochain
rétabliffement , qu'ils ne
peuvent acquérir, qu'en
fubjuguant leur goût, & en
domptant cette averfion
fi naturelle pour des préparations Pharmaceuti-
ques, dont la vuë feule,
& fouvent même le nom,
excite une révolte géné-
rale dans toute l'énergie

des fens : la fimplicité d'un Reméde qui guérit, en faifant fon éloge, en établit le crédit.

Les Eaux minérales, foit chaudes, foit froides, font un don gratuit de la Nature, qui, dans toutes fes diftributions auffi égale que bienfaifante, n'en peut impofer à ceux qu'elle guide, ni paroître fufpecte à ceux qu'elle enrichit. Quelle reconnoiffance, quelle confiance ne devons-nous pas à ces préfens fimples, qu'elle nous offre avec tant de profusion & si peu de déguisement, & qu'une heureuse expérience, victorieuse des préjugés vulgaires, nous fait recommander sans cesse, & sans cesse admirer !

La France ne céde à aucun Royaume du monde, pour sa grande fertilité en Sources minérales. Les Romains, ces Héros Philosophes dans la guerre & dans la paix, ont chéri ces découvertes, & en ont profité, tant dans la Gaule Belgique, que dans la Celtique, & dans la Narbonnoiſe. Mais ſi nos Provinces de l'Eſt & du Midi, ſont fécondes en Fontaines chaudes, celle de Normandie eſt illuſtrée par ſes Eaux minérales froides; les unes ſont riches en Nitre & en ſouffre : nous abondons en Nitre, Souffre, & Fer.

Mon deſſein étant de me borner au titre de mon eſſai; je n'entreprendrai point de décrire particuliérement toutes les Eaux minérales froides. Celles de Forges, qui méritent tant d'être préconisées, ont eu leurs panégyristes; l'élégant M. Gouttard, s'est immortalisé lui-même en créant ses Eaux d'Abbecourt ; & M. du Clos fera passer son nom à la postérité la plus reculée, pour nous avoir laissé une quintessence de l'Hydrotherapeutique de France. Il est des Eaux d'Andely, de Trie, de Conches, de Fécamp, de Blaruë près de Vernon, que j'ai fucceffivement examinées depuis 1738, quoique moins connuës, qui cependant goûtées & employées par des connoiffeurs habiles, ont répondu dans tous les tems à leurs indications, & mérité les fuffrages des Médecins & des Malades, dont l'heureufe expérience en a reconnu les effets falutaires. Ceux que j'obferve depuis plufieurs années, dans les Sources ferrugineufes de cette Capitale, vont intéreffer dans l'Ouvrage prefent, & mes Lecteurs en particulier, & la pratique médicinale en général.

Ma démarche fera simple & unie. Renfermé dans l'enceinte de cette Ville, & fans porter au-dehors un œil trop curieux fur le travail de quelqu'un de mes Confréres, je tâcherai d'imiter l'Abeille éconôme & fage, qui faififfant les premiers trefors autour d'elle, éclos & répandus, ne s'élance que par ordre vers les Richesses éloignées, la proximité pouvant assez fournir à son Magasin.

Si le nom de la Maréquerie n'étoit pas aussi universellement connu, que celui de la Place St. Oüen & de la Rougemare, j'aurois volontiers commencé par en indiquer la situation. Ce terrain dont le sieur Paul Sanson, Marchand Fabriquant, a acquis la propriété, fait un séjour momentané aussi agréable qu'utile. On y voit trois

Fontaines d'Eaux minérales auſſi abondantes que bien conditionnées, que nous trouverons également propres à remplir toutes les vûes des Médecins impartiaux, dans le traitement & dans la curation des Maladies ſubjacentes au Régne minéral ferrugineux.

Lorſque ce particulier reçut ordre de Monſieur de la Bourdonnaye en 1750, de ne pas bâtir ſur le terrain des Sources, qui de tems immé-

morial avoient été avan-
tageufement fréquentées
par un grand nombre de
Malades , il fe fit un devoir de les réparer , de
les embellir & d'élever
une Fontaine fur chaque
Baffin avec fon chapi-
teau , d'une maniére con-
forme à toute Eau pu-
blique , dont l'ufage eft
deftiné aux befoins internes de la Société. Les
nominations de *Royale* ,
Dauphine , & *Reinette* , ont
été données à ces Sour-
ces, en imitationdec elles

de

de Forges, quoi qu'à dire
la vérité, jamais ni le Roi,
ni la Reine, ni Madame
la Dauphine ne les ayent
honorées, ni de leur pre-
fence, ni de leur gufta-
tion. On m'a voulu per-
fuader qu'un de nos Rois
accompagné de la Famille
Royale, en avoit fait fa
boiffon pendant quelques
mois, il y a plus de deux
cens ans; mais frondeur
né des fiécles fabuleux,
je me ferai toujours une
loi de rejetter des tradi-
tions populaires, que je

trouverai dénuées de preuves autentiques ; ou ſi l'on veut que je les adopte ou que je les mentionne, ce ne ſera qu'en qualité de ſupoſitions ingénieuſes, ou de menſonges intéreſſés. Ces trois Fontaines ſont plus ou moins éloignées les unes des autres. *La Reinette* aſſez proche de *la Royale*, a moins de Mars qu'elle ; *la Dauphine* aſſez éloignée de l'une & de l'autre, eſt plus martiale que *la Reinette*, & moins que *la Royale*.

Toutes ces différentes teintures du Mars, se confondoient autrefois en sortant de la terre, & se réunissoient dans une espéce de puits, qui en formoit tout le Bassin. Comme ces Sources doivent avoir été d'une grande utilité au Public, depuis l'époque de leur découverte jusqu'à nos jours, il m'a paru fort extraordinaire que dans une Capitale de Province, aussi riche que peuplée, il ne se soit encore trouvé aucun

Sçavant parmi le grand nombre de ceux qu'elle a produits, qui eût fait aucun Ouvrage essentiellement propre à ces Eaux en particulier. Il est vrai que nous avons une Hydrotherapeutique des Fontaines médicinales aux environs de Roüen, composée pas M. JACQUES DUVAL, Docteur & Professeur en Médecine, il y a plus de cent cinquante ans: il n'est pas moins vrai que M. d'Houppeville, un des plus grands Médecins, qui ayent été aggregés à notre Collége, a fait mention de nos Eaux de la Maréquerie, *obiter & per Tranſennam*, dans un Diſcours qu'il prononça ſur la fin du dernier Siécle, dans une de nos Aſſemblées ; mais ce que l'un & l'autre en ont dit, peut ſe réduire à quelques lignes, qui n'aprennent, pour ainſi dire, que leur exiſtence, ſans entrer dans le détail de leur nature, de leurs propriétés. Nous avons cependant beaucoup d'obligations à Monsieur d'Houppeville, dont les judicieuses réfléxions leur ont accordé des qualifications égales aux Fontaines minérales extérieures. De les avoir taxées d'un peu plus d'amertume que quelques autres, n'est-ce pas avoir beaucoup ajouté à leurs éloges ? N'est - ce pas y avoir reconnu plus de Sel nitreux ? N'est - ce pas enfin les avoir dédiées aux constitutions les plus délicates , auxquelles les

Eaux de Forges ont tou-
jours été interdites ? Plusieurs motifs auroient dû
porter nos Physiciens pré-
décesseurs, à rendre justice
à une Production bien-
faisante, qui eût honoré &
enrichi leur Patrie, qui
y eût concentré la con-
fiance de l'Etranger, &
son opulence. L'esprit de
vanité qui nous a été trans-
mis d'âge en âge, les a
peut-être détournés de
ces deux objets impor-
tans; celui de dissipation
leur a représenté les

Nayades extérieures com-
me plus dignes de leur
culte ; & l'air agreſte de
leurs Nymphes internes,
n'avoit point encore cet
attrayant propre à les
fixer. Il étoit réſervé au
ſieur Sanſon, de leur donner cette propreté, cette
forme & cette parure,
qui les font rechercher,
qui les font courtiſer, &
qui nous mettent en état
de les aprécier. Nos Mé-
decins ennuyés de la lon-
gueur des Maladies, ſem-
blent auſſi le devenir de

leurs Malades ; ils les en-
voyent à des Sources éloignées, dans des Bourga-
des & dans des Villa-
ges, moins pour y guérir
que pour y faire péniten-
ce, où les besoins de la
vie ne manquent pas
moins rarement que ses
douceurs. Sans parler des
délices de la table, de la
nature, & du choix des
alimens requis pour les
buveurs d'Eaux minéra-
les froides, est-il dans le
Royaume une Ville plus
ouverte que celle de

Roüen, à tous les agré-
mens de la Société ? En
eſt-il une où les Etran-
gers ſoient plus élégam-
ment fournis, ou plus ci-
vilement accueillis ? Son
air varié par la diverſité
de nos belles promenades
dans la ſaiſon des Eaux,
peut aiſément contenter
tous ceux qui aſpirent le
frais ou deſirent de la
chaleur, & ſans être obli-
gés de faire une grande
dépenſe en train & en
équipages comme ailleurs,
ils y trouveront toutes

les aisances de Londres
& de Paris.

Cette digression ne me
fera pas perdre de vûe,
que suivant la loi natu-
relle, » tout Médecin
» pour le bien de l'utilité
» publique, est obligé à
» proportion de ses con-
» noissances, d'expliquer
» & de recommander les
» vertus & l'usage des
» Eaux médecinales qui
» se trouvent dans son
» pays, & sur-tout de cel-
» les du lieu qu'il habite.
Revenons maintenant à

nos Sources, qui de même que nos fleuves, méritent à peine nos regards dans leur origine.

Monſieur Duval, Médecin de Roüen, qui nous a laiſſé un Traité vague ſur toutes nos Eaux minérales de Roüen, imprimé en 1603. ne qualifie les Eaux dont je parle, que du nom de puits de Martainville. C'eſt pour cela que je ne puis m'empêcher, en faveur des Etrangers, qui ſans connoître Roüen, voudroient

pren-

prendre connoiffance des Fontaines de la Maréquerie, de donner une defcription fuccinte de ce lieu, où le fieur Sanfon n'a rien épargné pour lui concilier l'ordre & la falubrité dont il eft fufceptible.

L'efpace qu'il confacre à l'ufage des buveurs de fes Eaux, contient en longueur du Levant au Couchant, deux cens quarante-quatre pieds, formant trois allées plantées de Tilleuls, tant pour la

promenade que pour l'é-
xercice & l'amusement de
ses Hôtes. Du Septen-
trion au Midi, on trou-
vera cent quatre - vingt-
dix pieds de largeur, sur
un Sol toujours uni, quoiqu'irréguliérement plan-
té, soit par la nature,
soit par l'âge des arbres.
En face du Bâtiment du
Propriétaire, on monte
à un Salon, qui ayant
trente pieds de long, sur
vingt-quatre de large, est
en tout tems une retraite
agréable durant la saison

des Eaux. Les mêmes longueurs & largeurs se trouvent divisées en deux chambres, paralleles au premier étage, pour des compagnies particuliéres dans tous les tems pluvieux.

Au midi, adossé à la Fontaine apellée Dauphine, qui est une découverte, pour ainsi dire, & une augmentation créée par le sieur Sanson, depuis son acquisition; est un terrain spacieux, que loin d'employer en Bâtimens utiles à fa Fabrique & à fon Commerce, il a généreufement réfervé pour y bâtir un Salon à rez-de-chauffée, qui aura quarante pieds de long, fur vingt-quatre de largeur, embraffant ladite Fontaine, fuivant le plan que j'en ai vû ; ce qui fera d'une grande commodité pour les perfonnes débiles, qui viendront puifer dans ces Sourçes l'élafticité des refforts, qu'affiége l'Atonie, & qui par ces engourdiffemens

membraneux & muſcu-
laires, ſe voyent privées
du plaiſir de la prome-
nade : ce ſera le ſequeſtre
des buveurs non - ambu-
lans.

Un lieu dévoué au ré-
tabliſſement de la ſanté,
doit avoir une ſaine ex-
poſition. Les Maiſons qui
forment le contour de l'eſ-
pace que je viens de dé-
crire, ont fort peu d'élévation du côté de l'Eſt &
du Nord ; elles en ont
beaucoup plus du côté du
Midi & du Couchant :

ainſi les vents orageux du Sud & de l'Oueſt, ſur-tout dans la ſaiſon où l'on prend les Eaux, y ont une exertion beaucoup moins libre, qu'il n'y en a pour le ſouffle élémentaire des vents du Nord & de l'Eſt, qui ſont cenſés purifier l'air des exhalaiſons nuiſibles, & ſuperflues de la terre, à la ſuite des pluyes & des grandes chaleurs.

On remarquera de plus, qu'il y a une grande diſtance de la Maréquerie aux bords de la Seine, où les broüillards preſque perpétuels, avant-coureurs des fluxions & des caterres, troublent la férénité de nos belles matinées, dans les Saiſons les plus riantes.

Enfin, comme notre Ville eſt bâtie ſur un plan incliné, & que peu-à-peu elle s'eſt agrandie, & qu'elle s'étendra encore vers les éminences qui, l'environnent, ſur la rive droite d'un Fleuve ſpacieux, l'emplacement de

nos Sources eſt plus en-
foncé & ſemblable à ce-
lui de *Forges*, de *Bourbonne*, de *Piombiéres*, & de
beaucoup d'autres que j'ai
vûes & conſidérées; elles
doivent leur nom de la
Maréquerie au lieu Ma-
récageux où elles ont pris
leur naiſſance. Mais trop
utiles à l'homme, elles
ont percé la fange qui les
empriſonnoit, & dédai-
gnant leur extration ram-
pante natale, elles s'é-
lévent vers l'Aſtre vivi-
fiant, dont l'activité pé-

nétrante, agit fans ceffe fur leur mixture centrale. Pour ce qui regarde les égouts des Eaux croupif-fantes de quelques qualités qu'elles puiffent être : on a pratiqué une tranchée au Midi de cet enclos, pour en procurer le dégagement dans le ruiffeau d'Aubette, qui les porte à la Seine. Sur ce Foffé, on a conftruit un Pont de Pierre, qui bordé d'une belle grille de fer intérieurement pla cée, prefente une entrée convenable à toutes sortes d'équipages par la ruë Martainville.

L'Acquereur de ce Fonds médecinal, se propose par la suite de faire une Cour d'honneur en face de la grille, ou plusieurs carrosses pourront tourner & se ranger à l'aise. Ce n'est qu'à la guerre actuelle, toujours détrimentielle au Commerce, que l'on pourra attribuer le retard ou la suspension de ce nouvel embellissement.

J'ai dit ailleurs, que
le sieur Sanson n'a ja-
mais eu en vûe de reti-
rer aucun bénéfice des
Sources de la Maréque-
rie, lorsqu'il a acquis le
terrain, & que son uni-
que dessein primitif, n'a
jamais été que d'établir
dans ce grand espace, des
Magasins, des Loges, & des
réduits pareils a ceux que
nous voyons dans bien
d'autres quartiers de no-
tre Ville, & de nos Faux-
bourgs, pour y mettre

un nombre compétent d'Ouvriers relatifs à ſon Commerce ; mais il a fallu, comme j'ai déja avancé, que ce projet du Fabriquant, n'embraſſant qu'un bénéfice particulier, cédât au bien général.

En effet, Monſieur l'Intendant ayant ſçu la réſolution priſe par le ſieur Sanſon, de faire boucher des Sources ſi utiles & ſi connuës, pour y ſubſtituer un Bâtiment plus correſpondant à ſon
interêt

intérêt privé ; lui enjoi-
gnit de fe défifter, non-
feulement de cet objet,
mais de réparer & d'a-
méliorer ces Baffins d'u-
tilité publique ; antiques
monumens de la Ville,
& préfervateurs perpé-
tuels de fes Habitans.
C'eft donc à la fage &
vigilante attention de
cet illuftre Magiftrat,
que nous fommes rede-
vables de l'état actuel où
nous voyons ces heu-
reufes Pifcines, toujours

d

ouvertes, & toujours fa-
vorables à nos diverses
infirmités.

TRAITÉ

TRAITÉ
DES EAUX
MINÉRALES.

CHAPITRE PREMIER.

De la nature & des principes des Eaux de la Maréquerie.

A nature de la Mine forme celle des Eaux minérales, qui s'en élévent. Le vitriol, le fouffre & le fer, &c. peuvent donner au diffolvant aqueux, qui les

A

parcourt , les dénominations d'Eaux vitrioliques , nitreuses, sulfureuses & ferrugineuses. Celles que nous décrivons ont droit de revendiquer cette derniére qualification par excellence , parce que , s'insinuant dans la Mine propre du fer , qui n'est autre chose qu'un corps fort poreux composé de sels vitrioliques, de soufre & de terre, elles en prennent non - seulement l'empreinte , mais parce qu'elles en paroissent essentiellement chargées.

Pour bien discerner les qualités d'une Source minérale, la vûe , l'odeur, & le goût, sont les plus sûrs interprétes du Physicien.

Lorsque nous examinons du premier coup d'œil la surface

limoneuſe de la terre, & du ſable métallique, dont les Sources de la Maréquerie ſont en-
vironnées, nous voyons évi-
demment un ſédiment rougeâtre, parſemé de paillettes de
fer, ou une roüille ferrugineuſe reſplendiſſante; ſi nous pro-
cédons à goûter l'eau de ces
différentes Sources, abſtraction
faite de ſa limpidité, qui flatte
infiniment la vûe; nous la trou-
vons d'abord froide, & peu à
peu âpre, ou aſtringente, reſ-
ſerrant pour ainſi dire les pa-
pilles de la langue, avec une
odeur legérement ſulfureuſe,
de maniére que nous y exer-
çons toute la force & la variété du jugement & du raport des
ſens; non que je veuille par-là
inſinuer que les cinq voyes à la

fois puiſſent ou doivent s'ouvrir à ce diſcernement.

Si nous ſoumettons ces Eaux à l'analyſe, cette Pierre de touche aſſurée pour les découvertes de ce genre, nous nous mettrons en état de connoître la nature des principes élémentaires, ſoit ſimples, ſoit mixtes, qu'elles peuvent contenir, & d'expliquer les divers effets qu'elles doivent néceſſairement produire. Source immenſe d'utiles leçons que le tems nous permettra peut-être un jour de dévoiler à nos Concitoyens. Mais à preſent nous nous contenterons de regarder ces Eaux comme une teinture Martiale ou ferrugineuſe plus ou moins forte, ou comme une diſſolution active des particules intégrantes de la fubftance du fer, qu'elles traverfent d'une façon auffi active, qu'imperceptible.

Mais ce mêlange admirable, ou ce mariage myftérieux du folide & du fluide, eft conduit par la nature dans un dégré de proportion fi bien ménagée, que tous les efforts de la Chymie ne fçauroient atteindre à la perfection de cette opération fecrette, dont l'œuvre inimitable ne reconnoît pour véritable agent, que le feu électrique central, dont le grand foyer eft fans ceffe prefent à nos yeux.

Je croirois manquer aux devoirs d'homme public, dévoüé depuis trente ans à une Profeffion dont chacun doit naturellement chérir & fouhaiter le progrès, fi je ne m'apliquois ici à difliper de certaines fufpicions, que le tremblement de terre, mieux conftaté l'année derniére au Havre, qu'en cette Ville, a excitées dans l'efprit même de Perfonnes lettrées, fur l'ufage de nos Eaux minérales, que l'on prétendoit en avoir été troublées & altérées.

Mais fans ambitionner que perfonne s'affujettiffe à mes principes, j'oferai hautement déclarer, que nos Sources n'en ont pû recevoir aucune altération. Un évènement femblable a voit flétri la réputation des Eaux de Spa en 1698. Le célébre Docteur Edmond Neffel, Médecin de S. A. S. Electorale, Jofeph

Clément de Baviére, Archevê-
que de Cologne, Evêque &
Prince de Liége, nous aprend
à cette occaſion dans un Ouvrage qu'il fit imprimer l'année
ſuivante, & qu'il dédia à ſon-
dit Seigneur Electeur; que s'é-
tant tranſporté à la Fontaine
de Pouxhon, il en avoit trouvé les Eaux ſi changées, » qu'il
» ne les reconnoiſſoit plus ; mais
» que ce changement n'étoit
» pas à leur déſavantage. Il eſt
» ſûr, dit-il, qu'elles ſont de-
» venuës le double plus miné-
» rales, qu'elles n'étoient ci-de-
» vant, enſorte que c'eſt avec
» juſtice qu'on y a écrit ces
» mots en lettres d'or.

A Terræ motu, longè uberior; Nitidior,
Guſtu que Fortior Scaturivit.

C'eſt-à-dire, » depuis le trem-

» blement de terre, cette Fon-
» taine a donné plus d'Eau re-
» levée en goût, & en limpidi-
» té ». C'est l'Auteur même que
je copie, d'autant plus volontiers, qu'il ajoute que ces merveilles sont élaborées dans les
entrailles de la terre par les
feux souterrains & célestes ;
n'est-ce pas avoir pris date en
Physique de la cause efficien-
te des tremblemens de terre ?
Celui que nous avons si foible-
ment senti à Rouen, n'a fait
aucune impression sensible, ni
sur la qualité, ni sur la quantité des Eaux de nos Sources.
Messieurs de la Roche & Bois-
Duval, deux de mes Confréres des plus éclairés, pour peu
qu'ils y eussent soupçonné la
moindre altération, en eus-

sent-ils conseillé la Boisson à Mesdames leurs Epouses, sans parler de tant de Malades au-dedans & au-dehors de cette Capitale, qui en ont aussi usé suivant leur judicieux avis ? Pour ce qui concerne mon sentiment, j'ose dire que j'en ai pris moi-même avec autant de satisfaction, que bien des personnes de l'un & l'autre sexe, à qui j'en ai fait prendre, & que je les ai trouvées toujours égales à elles-mêmes.

Puisque personne n'est en droit de contester les qualifications dont elles sont revêtuës, nous croyons devoir éviter ces détails infinis qui regardent le Menstrue aqueux, qui ouvre la Mine de fer & en entraîne les parties les plus ſubtiles & les plus déliées. Nous nous contenterons de répéter, que cette Mine eſt un corps poreux & méable, dont les principes compoſés de ſels, de ſouffre & de terre, ſont ſi peu liés enſemble, que l'eau ſimple reconnuë pour le vrai diſſolvant de tous les mixtes ſalins & gommeux, les pénétre ſans peine, & les déſunit ſans efforts; mais quoique nous ayons, pour ne pas ennuyer le plus grand nombre de nos lecteurs, ſuprimé par complaiſance ces actions réciproques de diſſolution & d'impregnation, nous ne voulons pas leur ſouſtraire les preuves généralement adoptées, qui conſtatent une Source minérale véritablement ferrugineuſe, ni les priver de ce plan d'expériences uſitées, que chacun peut facilement pratiquer, lorſqu'il veut s'aſſurer de cette qualité intrinſéque, ſouvent attribuée à des coulans, qui n'en ont pas reçu l'avantage.

Nous avons parlé du goût, de l'odeur & de la vuë de nos Fontaines, où la Mine de fer ſe découvre par les parcelles actives de ce minéral, qui communique ſa couleur rouſſe aux lieux & aux canaux où paſſent ces Eaux, ainſi qu'aux vaſes où elles ſéjournent.

Examinons maintenant les différentes teintures qu'elles prennent par le mélange de certains ingrédiens capables de les affecter & de déveloper les divers mixtes. Un ſcrupule de Noix de galle pulvériſée, va donner à une livre de ces Eaux une couleur de rouge pourpré clair ; ce qui prouve l'exiſtence du Mars, qui eſt le véritable fer des Chymiſtes, ou ſon parfait Alkali, ſuivant leur langage, inconnu au profane vulgaire.

La teinture prouvée par la Noix de galle, s'obſcurcira d'abord que vous y verſerez de l'huile de tartre par défaillance ; & ſi vous ajoutez à cette mixtion quelques gouttes d'Eſprit de vitriol, dont il s'enſuivra une efferveſcence avec l'Alkali du tartre, ces Eaux reprendront leur premiére limpidité depuis le milieu du verre juſqu'au fond, & la partie ſupérieure vous preſentera une eſpéce d'Iris. Conformément

à

à ces mêmes corpuscules mar-
tiaux, dont elles font empreintes, elles transformeront la couleur du Sirop de violette en
un beau verd de Pré. Si vous les
décomposez par la coction, elles n'exhaleront qu'une odeur
de souffre, d'où l'on peut in-
férer qu'elles ne contiennent
qu'une portion de vapeurs de
ce Minéral ; après leur réduc-
tion par l'ébulition, on trouvera
une croûte, ou pellicule ayant
le goût d'un fel amer, adftrin-
gent ; & au-deffus des fèces ref-
tantes après l'évaporation, on
apercevra autour du vafe un
cercle de matiére faline, blanche, legére, d'un amer fugitif ;
quand on vient à goûter les
reftes, on les trouve infipides.
Mais ces Eaux abondent en

B

fels volatils, qui fe diffipent, &
fe perdent dans l'action du
feu. La diftilation ne nous laif-
fera que de l'eau commune,
d'un goût douceâtre, inhabile
à recevoir ni les couleurs, ni les
teintures opérées par nos mê-
langes précédens ; & de fa ré-
fidence, il ne réfultera qu'une
forme de bol fans odeur &
fans goût, dont la calcination
ne fournira qu'une terre infipi-
de rouffâtre.

J'avois fait inviter Monfieur
de Laifement, auffi habile que
célébre Apotiquaire de cette
Ville, à la plûpart de toutes
ces épreuves, qu'il a lui-même
tant de fois réïtérées, plus pour
fa fatisfaction particuliére, que
par aucun principe de vaine
oftentation ; bien perfuadé que

pour compléter l'analyfe des
Eaux de la Maréquerie, perfonne n'eft plus en état que ce
fçavant Artifte , dont les talens & la probité font l'éloge,
de déveloper aux amateurs de
nos Sources tout ce qu'il peut
y avoir découvert : comme il
eft à préfumer qu'il donnera
fes Obfervations au public ;
qu'il gratifiera en cela une
Province qui le chérit, & qu'il
ne fouffrira pas que des Mé-
moires fi utiles au bien général , demeurent plus long-tems
un trefor enfoui ; je me borne-
rai comme les autres , à former des vœux qu'il nous faffe
un préfent auffi intéreffant pour
nous , qu'il fera fûrement digne de lui. Monfieur l'Abbé
Bertault , Seigneur de la Baron-

nie de Fréauville, & Chanoine de la Cathédrale - Primatiale de Normandie, suivant l'attachement qu'il a toujours eu pour les Arts & pour les Artistes, a marché aussi dans la même route, où il n'a épargné aucune dépense, ni négligé aucune de ces opérations pour satisfaire à son goût & à sa curiosité : il seroit fort à desirer qu'il voulût bien unir ses réfléxions à celles d'un Pharmacien distingué, qu'il a toujours fréquenté & chéri.

COROLLAIRE

Du premier Chapitre.

IL paroît résulter des expériences annexées à l'étiologie de nos Sources minérales, & si-

dèlement raportées, ou la diffolution des réfidences dans
l'eau commune , foumife aux
filtrations, féparations & éva-
porations fecondaires, n'a produit fur deux pintes & demie
(mefure de Paris) d'eau difti-
lée dans un alambic de verre,
bien lutté avec fon récipient,
que quinze à feize grains de
matiére rouffâtre , & neuf à
dix grains d'un fel affés blanc,
qui fut jugé fel de Nitre , par
la fermentation & l'ébulition
qu'il opéra avec l'efprit de Vitriol , fans être fufceptible
d'aucune effervefcence fenfible
avec l'huile de Tartre par défaillance , que nos Fontaines
doivent être réputées ferrugineufes, fulfureufes , nitreufes ,
& alkalines. Nous nous fom-

B 3

mes en tout cela conformés à la méthode de Monsieur de Lemery, qui a laissé plus d'un émule, plus d'un successeur, & plus d'un héritier de ses élaborations dans cette Province, honorée par sa naissance, amie des travaux utiles, & où l'émulation sçait perfectionner le génie.

Il me reste donc à raprocher sous les yeux de mes Lecteurs, que tous les Minéraux séparément pris, & particuliérement mêlés dans les Sources de la Maréquerie, dont les Eaux sortent de pic à fond, loin d'y en avoir de nuisibles, on les voit tous se réünir, tant à l'aide des Agens intérieurs, endémiques, ou propres du sol, que du Soleil toujours agent supérieur, qui pénétre tout, & fait tout vivifier pour en composer un délayant aussi naturel que salubre. C'est ici qu'il convient de citer l'époque nouvelle de leur éruption martiale, impétueuse, lorsque le Sieur Barjolles, entrepreneur des travaux de la Ville de Rouen, fut employé par le sieur Sanson, pour faire l'enceinte du Bassin de la Royale, conformément à des ordres supérieurs déja mentionnés.

Dès que les Ouvriers eurent creusé jusqu'à la profondeur de dix-huit pieds, qui est encore celle de ce Bassin, plus d'une fois écuré, & qu'ils furent parvenus à un certain point de résistance ; ils réünirent leurs forces à coups re-

doublés, pour enlever une espéce de roche ou de croûte
endurcie, extrêmement épais-
se, qui faisoit obstacle à leur
ardeur : mais en frapant la surface de la Source, qui sort de
pic à fond , & procurant par-
là une ouverture suffisante au
fluide minéral incarceré , il se
fit un éclat foudroyant ; & l'eau
élastique renduë libre par l'admission de l'air extérieur, ou plutôt par l'explosion de l'interne,
jaillit incontinent avec tant
d'impétuosité, que toute l'enceinte creusée par les travail-
leurs ayant été tout-d'un-
coup presqu'inondée , ils ne
purent échaper à la submer-
sion que par une fuite précipi-
tée. On fut obligé dans l'ins-
tant même d'employer douze

Ouvriers en extraordinaire, pour pomper l'eau de ce torrent ſubterranné, afin de pouvoir diligemment placer & lier les cercles de pierres deſtinés à former le contour de cette Fontaine, qui peut-ètre par ces élancemens, inconnus aux eaux vulgaires, a dès-lors dignement obtenu le nom de Royale. Il a été univerſellement dit & reconnu dans cette éruption, auſſi ſubite que critique, qu'il n'y avoit qu'un Barjolles capable d'arrêter la fougue d'un élément multiplié, & ſoutenu dans ſa vigoureuſe ſortie par tous ſes corpuſcules auxiliaires. Ce Phénomene hydrotique ſe trouvera juſtifié en ſa place, par le Procès & le Certificat dudit Barjolles. On pourra parcourir de même un recuëil de Piéces justificatives, dont le sens est relatif à tout ce que nous avons exposé, ou que nous raporterons par la suite relativement à l'origine & à l'illustration de ces Fontaines, véritablement ferrugineuses & martiales.

Pour conclure enfin, & ne rien laisser d'indécis pour tout ce qui peut avoir du raport avec un objet aussi important, j'affirmerai sans craindre d'être contredit, que ces Eaux ont la subtilité de tous les principes qui constituent leur essence. Leur spirituosité, l'activité de leurs mouvemens & la legereté de leurs globules, d'où naît leur excellence dans les maladies, sont autant d'attributs que nous ne pourrons nous empêcher de leur reconnoître avec sincérité, si nous en usons avec régime & avec indication. En un mot, ces Eaux partent d'une Source vive au pied de la montagne de Sainte Catherine, trouvent dans leur passage une mine de fer, en parcourent les différentes veines, en sortent plus ou moins corporifiées ou empreintes, suivant que dans leur cours elles détachent plus ou moins de ces fleurs métalliques du Mars, dont nous avons donné la définition d'après les meilleurs Auteurs & sur nos examens particuliers, parviennent enfin à l'issuë que la nature & l'art leur ont successivement pratiquée, y réünissent leurs principes actifs, s'ouvrent par ceux de l'attraction & de leur force Tonique une voye triomphante vers l'élément supérieur, ou leurs foyers subalternes les dirigent & les pouffent; & femblables à ces vaiffeaux que l'on charge dans les Contrées les plus éloignées de richeffes inconnues, mais utiles à nos climats, elles viennent nous aporter tous les trefors des Métaux qu'elles ont exploités dans leur route.

CHA-

CHAPITRE II.

Sur les vertus des Eaux de Roüen.

LORSQUE je considére dans la décompofition , les réfidences permanentes de ces Eaux minérales, qui ont paffé par tous les dégrés de nos élémens les plus pénétrans , & par cette raifon les plus propres à nous en donner les principes effentiels, fans y laiffer la moindre tache originelle de ces fanges marécageufes qu'elles ont traverfées ; je ne puis reconnoître en elles que des corps fubtils qui s'élévent du fond de leur Mine à la fuperficie , & qu'une eau vive, abondante & courante, agite, mêle & poufle avec une force égale à fa rapidité. C'eft par ces moyens que plus habiles à s'infinuer dans les vaiffeaux du plus petit diamétre, que les meilleurs apéritifs de la Pharmacie , ces globules animés de leur fouffre Martial, concentrent dans leur fimplicité énergique , les vertus & les propriétés des remédes les plus compofés.

Nous allons entrer dans le détail des maladies où ces fubftances, fi parfaitement dévelopées, auront lieu d'agir concurremment ou féparément, pour exercer d'une maniére auffi efficace que pacifique, les qualités fecrettes dont elles font douées.

Dans tous les cas où nous avons deffein d'abforber & d'amortir les acides viciés de l'eftomac & de la maffe générale des liqueurs ; de lever les obftructions des différens vifcéres, fondre les embarras, fortifier le ton des parties, dégager les principaux couloirs, & rendre la nature à fes premiers droits ; nous pourrons avoir recours à ces reffources, d'autant plus admirables, qu'elles font un rare préfent de la Providence, deftiné à devenir un puiffant reméde aux infirmités de l'homme malade. Nous ne prétendons cependant pas exclure tant d'autres fecours de l'ancienne & de la nouvelle Médecine, & qu'une longue & faine expérience a juftement confacrés, & utilement employés, foit pour les vices d'atonie & d'engorgement des parties folides, foit pour la liberté du cours des fluides coagulés.

Les Eaux dont nous faifons l'éloge, & ces médicamens tant fimples que compofés, aufquels il feroit injufte d'en refufer, ont leurs faifons & leurs circonftances, leurs exigences & leurs apropriations. Dans l'ordre que nous nous fommes propofé, nous allons fpécifier les incommodités, foit récentes, foit anciennes que notre délayant Martial peut guérir ou foulager, perfuadés que nous fommes, que chaque malade aportera de fon côté toutes les difpofitions requifes pour coopérer à la rectitude de nos vûes. Mais comme ces Sources ne charient pas toutes une égale portion de fouffre Martial , il feroit abfurde de leur attribuer les mêmes qualités , & de les prefcrire fans diftinction pour toutes les efpéces de maladies. Cette difproportion de teinture ferrugineufe qu'elles donnent dans leurs épreuves fi fouvent répétées, m'a toujours déterminé à confeiller l'ufage des moins actives pour boiffon habituelle aux repas , durant le tems qu'on prend celles de la Royale, pour la guérifon du mal qui les exige. Quelques différentes d'ailleurs qu'en foient les caufes, il eft d'obfervation conftante & non démentie, que celles qui proviennent des intempéries les plus opofées, font diftinctement fufceptibles des bons effets de ce reméde, auffi doux que falutaire dans fes opérations.

COROLLAIRE

Du fecond Chapitre.

QUoique trois principes, comme la terre, le vitriol & le fouffre, concourent, felon le fentiment des Naturaliftes, à conftituer la Mine de fer que nous avons jufqu'ici reprefentée comme méable ou poreuſe, & plus ou moins ouverte à l'action ou à la penetration d'un fluide élaſtique; ce ſeroit néanmoins s'abuſer, que de prétendre tirer de ce corps métallique trois ſels, eſſentiellement diſtincts & ſéparés. Bien loin d'y trouver cette union, ou plutôt cette diviſion chimérique, ſi ridiculement adoptée par les anciens, l'Auteur du ſyſtême des Eaux de Forges, & tous les Phyſiciens modernes qui le ſuivent, n'y ont découvert que le vrai nitre ou le ſel commun, dont l'exiſtence eſt uniquement duë au ſel hermétique, univerſellement répandu dans les entrailles de la terre.

Il eſt des perſonnes auſquelles je dois une juſte déférence, dont les objections réïtérées exigent que je place ici la maniére de difcerner les différens Minéraux, qu'une eau vive & courante peut détacher de façon à s'en revêtir effentiellement. J'aurai l'honneur de leur répéter, que l'art nous en fuggére trois moyens, la coction, l'évaporation, & la diffolution.

La coction nous fait connoître ce qui eft fubtil ou groffier : en choififfant le fouffre, par exemple, pour le Minéral dont on veut faire la recherche, on en apercevra fort aifément l'odeur dans la coction de l'eau qui en avoit auparavant le goût ; mais ce ne feront que des vapeurs qui fe diffiperont par l'ébulition. Sa fubſtance en effet ne ſe mêle jamais parfaitement avec les Eaux, qui ne ſont pas un menſtrue propre à diſſoudre les corps gras & huileux, l'expérience nous ayant convaincu, que dût-on faire cuire pendant un ſiecle, une bille de ſouffre maſſif dans l'eau commune, on n'en pourroit jamais faire diſſoudre un grain par l'évaporation, ſoit qu'elle ſe faſſe au ſoleil ou au bain de ſable, ou enfin en un lieu tiéde : nous reconnoîtrons ſeulement les parties groſſiéres qui ſont mêlées dans l'eau, mais non les ſubtiles qui s'échapent imperceptiblement, tandis que les premiéres ſe precipitent au fond du vaſe.

Ce n'eſt que la diſtilation qui nous fait connoître les mixtes incorporés dans l'eau, les parties subtiles se subliment, les grossiéres se précipitent : c'est ainsi que les unes & les autres viennent se soumettre à notre jugement.

Les sédimens restés au fond du vase après la distilation, subiront l'action du feu pour nous aprendre leur nature. On les mettra sur une platine de fer bien polie & rougie au feu.

S'il y a eu une certaine quantité de souffre, ce Minéral se liquefiera, brulera & rendra toujours son odeur.

Le sel pétillera, sans donner d'étincelles.

Le nitre étincellera, sans pétiller.

S'il y a du sel & du nitre, ils feront l'un & l'autre.

Voilà les moyens que l'on pourra méthodiquement pratiquer, pour découvrir dans nos Sources les êtres variés qui peuvent s'y allier. Au reste, la Fontaine que nous avons nommée la Royale, exposée à l'Orient & au Midi, a une situation si avantageuse, que recevant toute l'ardeur du soleil, il est aisé de concevoir l'aptitude de la chaleur supérieure unie à la souterraine, pour produire, accélérer & entretenir ce parfait mêlange des substances Minérales avec ses Eaux.

Cet agacement, cette adstriction & cette acidité qu'on a si long-tems regardé comme des conséquences d'un produit vitriolique, ne sont plus à confiderer que comme des émanations vaporeufes des principes fulfureux, plus ou moins exaltés, plus ou moins volatilifés ; au lieu d'être cette maffe érugineufe, que Du_val, dans fon Livre déja cité, apelle le Calcanthe qu'il a prodigué fi mal-à-propos, tant à nos Eaux, qu'à celles de *Fougues* & de *Spa*. Mais un âge plus mûr & mieux inftruit, les a toutes vengées des erreurs de l'enfance du fiécle précédent en matiére de Chymie.

   » Ces Corpufcules que l'on a
» cru faifir des portions vitrio-
» liques, dit Monfieur d'Houp-
» peville, cet hypocrate de Nor_
» mandie, autrefois Membre
» honorable de notre Collége
» de Roüen, ne font ni un
              » fouffre,

» fouffre, ni un vitriol, ni un
» Mars parfait ; ce font des fub-
» ftances fi volatiles, qu'elles
» fe diffipent aifément par le
» tranfport, quelque foin que
» l'on prenne de boûcher les
» vaiffeaux où elles font mifes...

C'eft par ces moyens qu'elles guériffent des maladies,
que les purgatifs & tous les
apéritifs n'ont pû emporter.
» On fe perfuade » dit ce grand
Médecin , qui , pour notre
malheur, a fi peu écrit; mais
qui a parcouru les fources,
tant internes qu'externes de
cette Ville : » qu'elles contien-
» nent des fubftances vitrioli-
» ques, lorfqu'on voit la Noix
» de galle , l'Huile de tartre
» par défaillance, & l'efprit de
» vitriol, y produire les mê-

D

» mes effets, que dans l'eau où
» le vitriol a été infusé ; lorſ-
» qu'on s'aperçoit enfin que ces
» eaux communiquent aux ex-
» crémens une teinture noire &
» verdâtre, & que l'on croit y
» trouver le goût du vitriol en
» les buvant ». Mais ce goût ne
provient que des ſels ſulfureux
diviſés.

La Phyſique moderne nous
aprend, que les modifications
de lumiére différemment réflé-
chies, conſtituent la nature des
couleurs. L'expérience journa-
liére, plus forte que tous les
argumens, vient ici à notre
ſecours. Que l'on mêle du lait
avec ces Eaux, le verra-t'on
ſe cailler ? S'il s'y trouvoit cependant un acide vitriolique,
toutes les fois qu'on verſeroit

une portion de nos Eaux minérales sur une quantité de lait,
ce qui arrive assés souvent
pour certains tempéramens
spongieux & délicats, loin de
pouvoir constater la consistence ordinaire du lait, on en re-
marqueroit bien-tôt la décom-
position. Dira-t'on après cela,
que les Eaux véritablement
ferrugineuses, soient vitriolées
ou calcanteuses, dans le sens
que leur a donné le sieur Duval, dont j'aime à renouveller les expressions surannées?

Nonobstant cette injuste dénomination, il assure »que cet-
» te Eau minérale doit nétoyer
» le ventricule, le corrobo-
» rant & confortant : pourquoi
» elle ôtera toute subversion
» d'estomac, nausée, inapéten-

D 2

» ce, tortions, inflations & dou-
» leurs qui y furviennent. Elle
» peut auffi réfoudre & diffiper
» les obftructions du méfenté-
» re & autres vifcéres , & déli-
» vre les reins de calculs &
» gravelle ».

N'aurois-je pas lieu de demander, quelles plus fouverai-
nes vertus peut-on puifer dans
les fources les plus parfaites?

Mais puifque la guérifon des
maladies doit toujours intéreffer beaucoup plus les malades,
que toutes les raifons phyfiques
qu'y peuvent établir la nature
& l'explication des moyens
dont fe fert la Médecine, pour
y parvenir; nous laifferons aux
Théorniftes à examiner les
principes , la formation & les
combinaifons des remédes dont

Praticiens sçavent retirer un utile usage.

Aussi, plus jaloux de porter un conseil solide à l'homme infirme, qu'une solution, à un sceptique toujours disposé à la trouver vague ou équivoque, quelque bonne qu'elle puisse être d'ailleurs, j'abandonne ce champ de bataille où je ne me suis que trop long-tems presenté; & portant ailleurs des forces non épuisées, je vais les offrir à ceux qui sont à la veille de perdre celles que la nature leur a données.

Dans cette lice où l'on voit entrer tant de Médecins, si l'indication doit toujours les guider, si la curation doit couronner leur travail; le juste prognostic, quel qu'il puisse être, sera le triomphe de leur judicieux discernement. Ce fameux Medecin si justement honoré de la confiance de tant de Pontifes Romains, le celébre & sçavant *Baglivi* ; ce *Boerhave*, ce *Hoffman*, flambeaux nés des Nations hyperborées ; les *Sydenham*, les *Morton*, les *Friend* & les *Mead*, qui ont éclairé les Peuples Britanniques par leurs divins Ecrits ; les *Fagon*, les *Chirac*, les *Helvetius* & les *du Moulin*, qui ont fait tant d'honneur à la France, & tant de bien à l'Univers ; ont toujours fait plus de cas du prognostic, que des remédes accessoires à la curation. La simple routine peut quelquefois conduire à celle-ci ; mais elle n'est légitimement établie

& solidement amenée que par
le jugement profond du veri-
table Praticien.

CHAPITRE III.

*Des Maladies ausquelles nos Eaux
peuvent convenir.*

D'APROCHER nos Sources
de celles de Forges, & de
leur donner la préférence sur
ces derniéres pour certains
tempéramens délicats, à qui
néanmoins les Eaux Martiales
sont ordonnées ; si c'est assez
pour les faire estimer, il ne
sera pas moins intéressant d'a-
voir le détail des Maladies
qu'elles soulagent, ou qu'elles
guérissent. La confiance ne

s'établit que par des faits ;
l'espérance semble renaître à
la vûë des parités ; & nous ne
sommes jamais plus portés à
faire usage d'un reméde, que
lorsque nous en avons vû les
bons effets dans des Malades
qui ont été affectés des maux
que nous souffrons. Mais il
seroit beaucoup plus court de
citer les Maladies inaccessibles
à l'action de nos Eaux, que de
faire le dénombrement de toutes celles qui les exigent. Fon-
dés cependant sur notre expérience, & sur les observations
des Médecins, qui nous ont
précédé, nous osons affirmer,
qu'elles sont propres à guérir
les maux de tête & les étourdissemens ; les chaleurs de bas
ventre, & les vapeurs qui en

proviennent ; les palpitations de cœur , & les vomiſſemens ; les foibleſſes , & les peſanteurs de l'eſtomac ; les indigeſtions , & la lenteur de la chilification ; les aigreurs,& les flatuoſités ; l'inapétence, & les voracités ; les fiévres intermittentes, ſoit tierces , ſoit double-tierces , ou quartes; les obſtructions naiſſantes , les jauniſſes , les pâles-couleurs, & les cachexies. Les douleurs des paſſages , occaſionnées dans l'un & l'autre ſexe par des ſubſtances ſolides , comme gravier , glaires & ſables , ou par des fluides chargés d'acrimonie : ſe guériſſent tous les jours par la boiſſon de nos Eaux minérales ; elles arrêtent les dévoïemens & le flux hémorrhoïdal exceſſif , tandis qu'elles évacuënt les humeurs atrabilaires, & procurent avec ordre l'écoulement des hémor-rhoïdes & des mois ; les coliques néphrétiques, les fleurs blanches & les gonorrhées, les retards & les rétentions d'uri-ne, trouvent peu de reméde plus efficace : en ùn mot, ce Délayant martial est un vrai Prothée, qui, du centre à la circonférence, & du siége su-périeur jusqu'au moindre ré-duit subalterne, agit avec suc-cès & en tout sens ; corrige les vices du sang & de la lymphe ; raméne dans l'ordre de la cir-culation tout ce qui en est échapé, pour en séparer & précipiter tout ce qui y est nui-sible. C'est par son action in-sensible, que les Maladies cutanées, souvent rebelles au Mercure même, s'effacent & se dissipent. C'est par la même raison, que toutes les Ecroüelles, tant internes qu'externes, mal commun à toutes les parties glanduleuses, émané d'un principe grossier, & peu spiritueux dans le sang & dans la lymphe, se résolvent avec le tems par l'activité & la pénétration de ces Eaux fondantes, qui divisent si puissamment les Sucs visqueux, & raniment ce chyle épais, source inépuisable de tumeurs scrophuleuses. Les schirres, les duretés de la rate, & toutes les tumeurs internes, pourvû qu'elles ne soient pas invétérées, ne s'étant formées que d'un produit indigeste & mal élaboré; doi-

vent encore céder à l'action incifive de nos Eaux, qui, comme nous venons de le dire, fçavent forcer peu à peu tout ce qui peut faire réfiftance à leur mouvement. Portées au fiége de la tumeur, de quelque nature qu'elle foit, elles en mettent la matiére en fufion, de la même maniére que tout véhicule, qui ayant paffé par les voyes digeftives, fe mêle au fang qu'il a recruté d'une fubftance fubfidiaire, eft cenfé agir pour donner de la fluidité à ce qui eft épais, de la legereté à ce qui eft lent, de la mobilité à ce qui eft tenace; parvient enfin au but de faire rentrer dans la cavité des vaiffeaux, ces différens extraits décoagulés, & rendus fpiri-
tueux,

tueux, pour les éliminer, foit par la voye des urines, foit par les fueurs, & même par l'infenfible tranfpiration. Perfonne ne peut contefter que nos Eaux minérales, lorfqu'elles agiffent bien, n'agiffent par ces trois différentes manieres. J'y ajouterai d'autant plus volontiers une quatriéme, qu'elles femblent n'être jamais plus au goût de leurs amateurs, que lorfqu'après avoir ainfi préludé d'une façon douce & paifible, elles produifent quelques felles non mendiées & non laborieufes. Mais ce bénéfice ne fut jamais pour les inattentifs : c'eft un *Arcanum Practicum*, dont je me réferve l'explication : je ne l'ai trouvé qu'après bien des lectures & des réfléxions.　　E

COROLLAIRE

Du troisiéme Chapitre.

L'Observation étant deve-
nuë l'ame & le flambeau
de la Médecine-pratique , je
raporterai les cas les plus fin-
guliers que j'ai pû remarquer ;
& dans les Chapitres fuivans,
que je diftribuë aux maladies
de l'Eftomac , des Inteftins ,
du Méfentére, du Foye, des
Reins , de la Rate , & de la
Veffie ; on trouvera les affections fimples ou compliquées,
pour lefquelles nos Eaux minérales ont toujours été employées avec fuccès.

CHAPITRE IV.

Des vices de l'Eſtomac, & des obſtructions des viſcéres.

Ingens accedat Stomacho fultura Ruenti. *Horat;*

L'ESTOMAC, ce grand ré-
ſervoir du revenu de l'é-
conomie animale, eſt ſujet
dans l'un & l'autre ſexe, à des
maladies innombrables, fource intariſſable de mille maux
diſtincts ou compliqués. Ce
muſcle creux divinement orga-
niſé, reçoit tous nos alimens
bons ou mauvais, ſolides ou fluides, & les diſpenſent à ſon gré,
ſuivant ſes bonnes ou mauvaiſes
diſpoſitions.

Cette liqueur gaſtrique, que
l'on connoîtra mieux ſous le

nom de Ferment digeſtif, qui
a ſa réſidence dans la membrane veloutée de l'eſtomac, ne
perd que trop ſouvent ſa qualité naturelle de Diſſolvant
Alkali, pour prendre le caractére de Sel vitriolique ; &
pour lors au lieu d'aider à la
digeſtion, il la trouble, il la
corrompt, excite des Spaſmes
ou des contractions ; & par la
ſecouſſe qu'il donne ſans ceſſe
aux fibres nerveuſes de ce viſ-
cére, s'il ne le porte pas au
vomiſſement, il y laiſſe une irritation douloureuſe qu'il communique à tous ſes parois. Les
alimens, quoique bien broyés,
& pénétrés ſuffiſamment d'un
ſuc ſalivaire loüable, ne ſont
plus qu'une ſource de ſucs dé-
pravés, dont il s'éléve des ra-

ports aigres & des flatuofités.
Suivons le cours de ce chyle,
plus pernicieux que falutaire.
Quel defordre ne doit-il pas
produire dans le fang auquel
il va fe mêler ? Quels embarras ne doit-il pas laiffer dans
fa route ? Quels effets ne doit-
il pas occafionner dans les
ofcillations harmoniques des
vaiffeaux, pour les mettre en
état d'en procurer l'expulfion ?
La fermentation inordinée qui
ne tarde pas à s'enfuivre, pro-
duira bien-tôt un nombre de
maladies diverfes ; des fiévres
de toutes efpéces, plus ou moins
difficiles à guérir ; des obftructions de tout genre, fi ces mêmes fiévres n'ont pas été méthodiquement traitées ; des
fkirres dans les glandes con-

globées, des rhumatifmes dans les parties membraneufes, & dans le tiffu celluraire, & la jauniffe enfin, fi la bile fe fixe dans le foye. Quelle digue opoferons-nous à ce torrent impétueux, qui entraîne après lui les cachexies, les leucophlegmaties, les pâles-couleurs & les hydropifies ? C'eft par des fuccès mille fois réïtérés, que nos Eaux minérales ont mérité dans des cas femblables, notre éloge, notre confiance, & notre admiration.

Le foyer du mal eft l'eftomac ; l'Agent que vous y faites pénétrer, a la vertu d'émouffer cette humeur æruginufe qui l'irrite, de détremper ces fels acres qui le picotent, d'adoucir ces fucs acides qui l'a-

gacent, de diſſoudre les glaires dont il eſt farci, & de précipiter par la voïe des inteſtins,
toute cette craſſe impure qui
énervoit ſes fonctions. Par ces
différentes opérations ſucceſſi-
ves, dont les effets ſe feront
ſentir juſques dans les parties
les plus éloignées, nos Sources
ferrugineuſes détruiront les
cauſes ainſi que les ſuites morbifiques, & rendront l'humani-
té à toutes ces prérogatives.

COROLLAIRE

Du quatriéme Chapitre.

POur corriger les vices de
l'eſtomac dans la premiére
& ſeconde digeſtion, les plus
grands Praticiens, & de nos

jours & long-tems avant nous,
ont regarde l'Eau simple comme un des meilleurs Diſſolvans,
tant par ſa facilité à ſéparer
les ſels ſalins étrangers , que
par cette ténuité élémentaire,
ſi propre à entretenir toutes
les liqueurs dans une fluidité
correſpondante aux différens
tons de leurs ſolides. Nous lui
reconnoiſſons toutes les qualités requiſes , non-ſeulement
pour délayer les ſucs divers ,
mais encore pour en aider la
dépuration ; c'eſt un corps in-
ſinuant , qui pénétre tous les
autres : il ouvre toutes les
voyes ; mais il en faut un autre pour les fortifier, pour ra,
nimer leurs reſſorts , afin de
procurer ces filtrations eſſen-
tielles au bien-être de la conſti-

tution de l'homme malade : Vous le trouvez, ce renfort defiré, dans l'heureux concours du fel nitreux & martial. Le délayant uni au tonique, & à l'apéritif, y remplira toutes nos vûes.

I. OBSERVATION.

Dans le grand nombre de Maladies que nous voyons d'une maniére fuivie, où par confultation, nous pourrions citer ici les noms les plus diftingués. Nos Antagoniftes, (s'il peut y en avoir dans une Caufe fi univerfellement patriotique) nous reprocheroient peut-être que nous voulons moins faire une Relation curative, qu'une Lifte d'oftentation. Ainfi, pour fatisfaire

à la délicatesse de beaucoup
de Personnes en place , & en
dignité , lesquelles ne veu-
lent point être nommées , nous
raporterons uniquement des
guérisons scellées de l'accord,
& de la reconnoissance de certains Malades , qui , sembla-
bles à l'ancien *Curtius* des
Romains , sont toujours prêts
à se dévoüer au bien général
de la République.

Un Ecclésiastique , habitué
à la Paroisse de Saint Laurent,
étoit depuis neuf semaines
dans un cours de Remédes &
de Maux divers. Homme assi-
du & zèlé dans ses fonctions ,
il ne s'y étoit souftrait que
lorsqu'une fiévre irréguliére
dans ses commencemens, continuë par degrés , & inflam-

matoire de tous les viscéres du bas-ventre en ses suites, l'eut absolument contraint à chercher les secours les plus prompts & les plus efficaces. Les Saignées, les Lavemens & les Ptisanes avoient été employés ; les Purgatifs mêmes , quoique peu indiqués dans une disposition inflammatoire , avoient été mis en usage , quand Monsieur son Frere m'invita à le venir voir , & à lui donder , dans sa situation , les conseils dont il avoit besoin. Je considérai l'état du Malade ; je lui trouvai une fiévre considérable, une jaunisse universelle , le ventre douloureux & tendu, la peau séche & aride. Une dureté , accompagnée de douleur , assiégeoit la région du foye. L'urine, qu'il rendoit en petit volume, etoit brune & chargée de graviers. L'abatement des forces étoit général ; & la nature accablée, demandoit les fecours les plus prompts. Après quelques legéres préparations, je fis paffer le Malade à l'ufage de nos Eaux minérales, avec la méthode qui convenoit à une fituation fi critique. Elles eurent le fuccès le plus heureux & le plus rapide ; elles purgérent d'abord, & ne pafférent pas moins par les urines. Infenfiblement elles firent ceffer la fiévre, & difparoître la jauniffe ; les tenfions, les douleurs & les duretés, tant du bas-ventre en général, que du foye en particulier, furent diffipées

au

au bout de vingt jours ; & à
la fin d'un mois , l'apétit se
rétablit , & les forces se répa-
rérent. Si nous voyons peu de
guérisons aussi promptes, nous
aurons de la peine à trouver
un Malade plus docile , & plus
attentif au régime, que l'Eccle-
siastique dont nous parlons. Il
a cru devoir , par reconnoissance , reprendre les mêmes
Eaux durant tout le mois de
Juillet de l'année derniére.

Cet exemple de guérison , si
prompte & si efficace , est trop
remarquable, pour ne pas donner la plus haute idée de la vertu de nos Eaux , méthodiquement prises pour les différens
accidens énoncés en cette Observation. De quelle force en
effet , ne seront-elles pas , pour

F

guérir des symptômes simples, émanés du vice de digestion, lorsqu'elles remédient puissamment, & en peu de tems, à une phalange de Maladies compliquées, toutes ressortissantes, ou à un défaut du ferment digestif, ou à l'atonie du viscére consacré à la digestion même?

II. OBSERVATION.

Madame ***, jeune Veuve, âgée de vingt-six ans, d'un tempéramment bilieux-sanguin, ayant pris beaucoup de chagrin & de sollicitude, après la mort de M. son Mari, se vit réduite en peu de tems à la privation générale de toutes espéces alimentaires, par un principe qu'elle avoit adopté d'un Philosophe Neustrien, qui conseilloit l'Eau tiéde pour tout reméde. Bien-tôt les fibres de l'estomac se relâchent, la houpe nerveuse perd son ressort : tout le volume de l'estomac n'est plus qu'une membrane énervée ; le teint devient pâle & livide ; toutes les parties du Corps affoiblies peu à peu, ne forment plus qu'une masse languissante : les bouffisures se répandoient par toute la circonférence. Le cœur n'avoit que des battemens foibles, éloignés & irréguliers. Le gonflement qui occupoit tout le visage & les mains ; l'œdeme qui régnoit sur les extrêmités inférieures, & l'élévation des muscles, tant intercosteaux qu'ypogastriques, sans douleur cependant, excepté à la région des reins, où l'on diftinguoit un bourlet continué ; peu ou point d'urine, mais un écoulement abondant en blanc varié : tout cela annonçoit, avec une fiévre lente toujours égale & fans redoublement, parce que notre Malade fuivoit & pratiquoit encore fon fyftême de l'Eau : tout cela, dis-je, nous menaçoit d'une hydropifie, d'autant plus dangereufe, qu'il fubfiftoit peu d'ofcillations. Invité pour la voir dans fon trifte état ; après avoir tout fçû & tout examiné, & aprenant de fa bouche prefque mourante, qu'elle vouloit s'en tenir à l'ufage de l'Eau : tant le préjugé avoit prévalu dans fon efprit. Eh bien, Madame,

lui répondis-je, votre sentiment est le mien. Seulement
êtes-vous mal fournie dans une
Ville que vos gens connoissent
peu. Je vais leur indiquer une
Fontaine, dont l'eau est beaucoup plus legére & plus péné-
trante ; vous la prendrez également au Bain-Marie, & la
saison nous y autorise : c'étoit
au mois de Décembre. Vous
voudrez bien me permettre de
vous engager à prendre cinq
tasses de boüillon par jour,
durant l'usage de cette Eau
nouvelle. La Malade consentit
à tout, parce que je ne com-
battis point son principe : tant
il est vrai de dire, que de
perdre un peu de faste & d'é-
loquence dans la personne
du Médecin, c'est gagner

beaucoup de terrein pour la Médecine.

On fit faire du Boüillon avec un quarteron de Veau , un quarteron de Bœuf, & un tiers de Poule dure ; une pincée de racine d'Ortie , une pincée de racine de Perſil , cinq ou ſix Salſifix , & une poignée de Chicorée blanche : le tout cuit à petit feu & exprimé. L'Eau minérale ſe buvoit en trois fois contre un de ces modiques Boüillons : c'étoit toute la nourriture & tous les remédes des premiers douze jours de notre traitement ; nous y avons ajouté quelques doſes de Pilules ſavonneuſes , compoſées avec la Rhubarbe , le Kina , & le Savon d'Alicante , qui occupérent encore dix à douze jours, sans interrompre ni l'Eau minérale , ni les Boüillons mentionnés. La guérison fut enfin accomplie au bout de deux mois. On y mêla de tems à autre quelques Purgatifs doux jusqu'au Printems.

II. COROLLAIRE

Du quatriéme Chapitre , sur les Obser-
vations.

Notre source minérale guérit les foiblesses & les pesanteurs de l'estomac , les chaleurs & la frigidité ; elle dissout, dé-tache & entraîne les humeurs cruës & glaireuses ; le vomisse-ment, les aigreurs, les ructations & les flatuosités , suite ordinai-re des mauvaises digestions, cé-dent à l'action continuée de

cette Eau martiale ; l'inapétence & le dégoût se dissipent après
quelques jours de cette boisson ;
la faim canine, ou la voracité,
se convertit en apétit réglé.
Cette langueur qui suit les intermittentes, nouvellement fi-
xées, s'évanouit bien-tôt par
l'usage de notre Délayant ferrugineux, dont une des grandes propriétés est de rétablir
ces mouvemens de concorde si
sagement statués par la nature, entre les solides & les
fluides. Toutes ces vapeurs qui
proviennent du trouble de ces
mêmes oscillations, de quelque délicatesse que puissent être
d'ailleurs des tempéramens,
se calment par l'admission mé-
thodique, & dûëment indi-
quée, de ce Fondant souple &

leger, aussi efficace que pacifique. Nous avons même souvent observé, que de les faire prendre aux repas avec un tiers ou un quart de bon Vin choisi, avec une nourriture assortissante, nos Eaux, ainsi continuées pendant trois ou quatre mois, ont produit des effets merveilleux.

Dans cette énumération des affections simples de l'estomac, chacun, après s'être interrogé lui-même, & avoir pris l'avis de son Médecin, trouvera le principe de l'irrégularité de ses digestions, & y proportionnera le reméde.

CHAPITRE V.

Des Maladies de la Veſſie, des Reins, & du Canal.

LORSQUE nous conſidérons les vices du Ferment digeſtif, & de la digeſtion même, la primitive ſource de preſque toutes les Maladies, courtes ou longues, dont nous pouvons être aſſaillis; lorſque nous y joignons les excès, ſoit du boire ou du manger, la dépravation des ſucs nourriciers, émanés de ces aſſaiſonnemens inſidieux, introduits par la nouvelle cuiſine, moins pour être des ſubſtances alimentaires, que des Extraits vénénifiques: lorſqu'enfin avec l'abus des ſix

chofes non naturelles , enne-
mis d'autant plus dangereux ,
que nous en faifons des amis
d'habitude , toujours prêts à
nous porter les coups les plus
funeftes , nous ajoutons à tant
de mets accumulés & difcor-
dans entr'eux , un ufage jour-
nalier de liqueurs fpiritueufes,
fous le fpécieux prétexte d'aider à la diffolution de nos alimens multipliés ; ne devons-
nous pas nous attendre à toutes ces concrétions engendrées
par des fels étrangers , de différentes natures, d'où réfultent
des embarras dans les reins ,
des graviers & des calculs de
diverfes couleurs, des chaleurs
& des acretés dans les paffages ;
des retours périodiques d'urines glaireufes, & tous les fymp-

tômes des Néphrétiques ?{ Au reſte, ſoit que nous nous ſoyons procuré ces Maladies par notre intempérance , ſoit qu'elles nous ayent été tranſmiſes par le ſang de nos peres , comme la portion ſouvent la plus aſſurée de leur héritage ; il ne ſera pas difficile de concevoir, après l'analyſe que nous avons faite de nos Eaux , combien elles ſont propres à nétoyer les couloirs, à charier tous ces ſels & ſouffres groſſiers , & à précipiter toutes ces matiéres, tant compactes que viſqueuſes, dont les canaux ſont ſurchargés. Elles ne ſeront pas moins efficaces à remédier à l'atonie de l'urétre , lorſque cette partie a été affoiblie par de longs écoulemens, ſoit que la cauſe
qui

qui en aura produit le relâchement, en àit été fimple, ou
compliquée, ainfi qu'on le
pourra juftifier par les Obfervations fuivantes.

I. OBSERVATION.

Un Particulier âgé de cinquante ans, d'un tempérament
fanguin, fujet à des chaleurs
de reins & d'entrailles, à des
demangeaifons incommodes,
à des ardeurs & rétentions d'u-
rine ; avoit d'ailleurs quelque
legere affection fcorbutique,
des maux de tête, des vertiges, peu d'apétit, & encore
moins de fommeil. Après lui
avoir confeillé d'ufer pendant
quelques jours de Lavemens
d'eau de rivière, de fe faire

tirer du sang du bras & du pied, de prendre quelques Bouillons rafraîchissans & laxatifs; je l'ai mis à l'usage de nos Eaux minérales, qu'il a prises fort réguliérement pendant six semaines. Le sommeil & l'apétit se sont rétablis; il a rendu beaucoup de graviers & de glaires par les urines. Il a eu constamment la liberté du ventre. Les maux de tête & les étourdissemens se sont dissipés. Les demangeaisons ont été calmées, & le cours des urines est devenu réglé. Les taches de la peau ont été effacées. Depuis cette heureuse guérison, il a cru devoir pratiquer tous les ans, au mois de Juillet, l'usage d'un Reméde qui lui a été si favorable.

I I. Observation.

Un Officier de Cavalerie, âgé de quarante ans, d'une habitude de corps graffe & replette , & d'un tempérament moins fanguin, que mélancolique, reffentoit de tems en tems de grandes difficultés d'uriner , & journaliérement un retard confidérable dans les urines. Après les avoir plufieurs fois examinées & filtrées , j'y remarquai beaucoup de fables & de glaires. Quelque opofition qu'il eût naturellement à faire des remédes , il fit céder fon averfion aux flateufes efpérances d'une guérifon auffi fûre que prochaine. Aux préparations indiquées, il fit fuccéder l'ufage des Eaux

de la Maréquerie. Pour ne pas
révolter un eſtomac , qu'il m'a-
vouoit être plus ami du vin
que de l'eau , il n'en prenoit
les premiers jours que quelques
verrées. Mais les bons effets que
produiſoit une legere quantité ,
l'aguerrirent peu à peu ; & il
continua d'en boire trois bouteilles par jour , tous les matins à ſon réveil, partie au lit ,
& partie debout , & deux autres bouteilles à ſes repas. Tous.
les ſoirs en ſe couchant je lui
faiſois preſcrire un Bolus, compoſé de quelques grains de
Rhubarbe & de Savon d'Alicante, incorporé avec le Syrop
de chicorée , & par-deſſus une
taſſe d'infuſion de fleurs d'Ortie.

A ce traitement , qui dura

deux mois, il joignoit le régime le plus exact. Cette méthode eut le succès le plus favorable ; non-seulement le cours
des urines devint plus libre &
mieux fourni, mais de fréquentes déjections abaissérent un
ventre extrêmement tumifié ,
qu'on eût physiquement soupçonné d'être une carriére d'obstructions naissantes. Le Malade évacua une quantité surpre-
nante d'humeurs visqueuses par
l'un & l'autre canal ; & ce qu'il
n'est pas indifférent de sçavoir,
il fut guéri d'une Dartre sep-
tenaire , placée au Scrotum ,
symptôme superficiel d'une go-
norrée virulente , dont il avoit
été méthodiquement traité par
le célébre Monsieur Astrucht,
dont le nom seul renferme un
éloge.   G 3

III. OBSERVATION.

Une jeune Dame d'une texture molle & fpongieufe, incommodée depuis fon premier accouchement d'un flux habituel d'urine, dans l'apréhenfion de rendre fon indifpofition publique, prit tout-d'un-coup la réfolution de fe fouftraire à la Société, qui, jufqu'alors, avoit eu pour elle autant de charmes, qu'elle étoit en état d'y en ajouter. La voilà devenuë Reclufe fans vocation, & Solitaire fans mérite. Au mal leger qu'elle ne foulage pas, elle en ajoute plus d'un autre, dont elle auroit eu bien de la peine à guérir, fi un Mari tendre, judicieux & complaifant

ne m'eût engagé à forcer sa retraite, & à lui repreſenter, d'un
côté, les funeſtes ſuites des affections mélancoliques ; & de
l'autre, à lui faire entrevoir la
facilité de rétablir un déſordre
dont elle s'étoit fait un fantô-
me , capable de troubler le
repos de ſes jours. Cette Dame
m'écoute : mes remontrances
& mes promeſſes l'ébranlent ;
les priéres de ſon Epoux ache-
vent de la perſuader. Je la détermine à ſe faire ſaigner , à
prendre quelques Lavemens
d'eau de riviére , & des Boüillons d'eau de veau , qui furent
ſuivis de quinze bains domeſti-
ques ; & la cure fut entiérement
perfectionnée par la boiſſon de
nos Eaux minérales, dont l'uſage fut continué pendant trois
mois.

IV. OBSERVATION.

Je fus confulté en Juin 1752, par une Demoifelle de trente ans, qu'au premier coup-d'œil je n'aurois eu garde de placer dans aucune des claffes tributaires de la Médecine. Elle me confia qu'ayant été pendant huit ans fujette à des fueurs d'une odeur fœtide aux aînes, aux aiffelles & aux pieds; qu'elle s'étoit fervie, pour obvier à ce défagrément, de compreffes trempées dans de l'Eau-de-vie, où l'on avoit infufé des bourres de Noix, des feüilles & écorces de Grenadiers, de Myrthes, de Lauriers, de Pêchers & de jeunes Chênes; qu'ayant employé cette fophiftication pendant quarante jours, elle avoit vû la fin de ces égouts immondes. Elle ajouta, qu'au bout d'un mois elle avoit eu des maux de cœur, ou soulévemens d'estomac ; des étourdissemens, des picotte-mens à la plante des pieds, un défaut d'apétit, & d'écoule-ment menstruel : qu'elle avoit pendant quinze jours fait usa-ge de Vin d'absinthe, & qu'el-le s'en étoit utilement servie ; mais qu'au retour périodique, elle avoit peu marqué en rou-ge, & beaucoup en blanc, qu'enfin cette derniére émis-sion avoit tout-à-fait pris le dessus, & qu'il lui étoit surve-nu beaucoup de pustules aux endroits où les glandules sé-bacées avoient si copieusement fourni. J'exhortai cette Demoiſelle à recourir aux ſaignées réïtérées, au petit lait avec le marrube & la fumeterre ; aux bains d'eau tiéde, aux opiates martiales, fondantes ; & enfin, à nos Eaux ferrugineuſes, dont elle a fait ſon unique boiſſon pendant deux ans. Tous les ſymptômes introduits par la ſupreſſion des ſueurs, ſe ſont peu-à-peu évanoüis, & graces à ſon bon temperament, elle a repris ſon premier état de ſanté.

V. OBSERVATION.

Un Capitaine d'Infanterie, grand amateur de Biére blanche, en avoit ſi copieuſement bû durant les mois de Mai & de Juin de la même année, qu'en dépit des attributs, auſſi ſouvent que gratuitement accordés à l'Eau-de-vie , tant ſimple , que compoſée , dont il fit peut-être trop d'eſſais , il ſe vit contraint de me demander un ſecours plus efficace , pour arrêter un Flux ſeminal , dont il me paroiſſoit fort fatigué. J'employai inutilement pendant quelques ſemaines les ſpécifiques les plus accrédités. Je conçus des ſoupçons. Le Malade pour le moins auſſi intéreſſé que moi à ſa guériſon, les diſſipa. Je changeai de batterie : avec un Militaire, il faut l'être. Je mis cet Enfant de Mars à l'Eau martiale. Elle ne produiſit aucun effet ſenſible durant les quinze premiers jours. Je lui fis porter un ſuſpenſoir : l'écoulement fut tari à la fin du mois ; mais par reconnoiſſance, ainſi qu'il me l'a déclaré depuis, il a continué d'en boire juſqu'au mois d'Octobre, non-ſeulement tous les matins, mais encore les après-dînées, aux heures qu'il avoit coutume de ſe rafraîchir avec ſa Ptiſane favorite. Je laiſſe à mes Lecteurs, Praticiens, ou non, à réfléchir ſur cette débauche médicinale, qui, quoiqu'inuſitée, & même induë, n'a jamais troublé les digeſtions du Convaleſcent, dont je connois ſi bien le caractére franc & loyal, que je me flatte d'obtenir la permiſſion de le nommer, ſi quelqu'un révoque en doute le fait que je viens de raporter.

VI. OBSER-

VI. Observation.

Monsieur le Chevalier de ***, plus que septuagenaire, ayant essuyé quelques paroxysmes néphrétiques à sa Campagne; dans la crainte d'une récidive, monta en Chaise pour se rendre à la Ville, afin d'être à portée de son conseil ordinaire. Quelque attention qu'on pût aporter durant la route, il fut ébranlé par les secousses de sa voiture. A son arrivée, il rendit avec douleur, un peu d'urine sanguinolente. Etant apellé auprès du Malade, je le mis à l'usage des Eaux de Veau & de Graine de Lin. Comme il est d'une constitution podagrique, & que nous aprochions de la saison où il avoit coutume d'être attaqué de la Goutte, je craignis d'animer le mouvement des liqueurs par des saignées & par des bains, me contentant d'être simple observateur de la Maladie.

Natura sunt aliquando morborum medicatrices.
Hipocrate.

Au bout de vingt-quatre heures, la teinture du sang disparut dans les urines, & le Malade rendit plusieurs petites pierres, & des plotes de glaires. Lorsque les douleurs furent apaisées, je l'engageai à prendre tous les matins une pinte de nos Eaux minérales, dégourdies au Bain-Marie. Il est inconcevable avec quelle facilité les urines reprirent leur cours ordinaire , entraînant avec elles une lie mucilageneuse & fablonneufe , tantôt brune, & tantôt rougeâtre. Ces évacuations durèrent pendant trois femaines , avec une conftante liberté du ventre , qu'il avoit pour l'ordinaire fort ref-ferré ; defirant néanmoins de finir l'ufage des Eaux , & d'être purgé , je lui prefcrivis un verre d'Eau de Caffe. Dans l'opération abondante de ce leger minoratif, il évacua fans douleur trois calculs oblongs , du poids à peu près de quatre fcrupules. Il joüit après cela d'une bonne fanté , & ne fut repris de la goutte qu'au bout de quatre ou cinq mois ; elle fut même beaucoup plus paifible & moins

H 2

longue qu'elle n'avoit encore été.

De cette obſervation il eſt naturel de conclure , que nos Eaux ſont amies des reins , de la veſſie , & du canal de l'urétre , & qu'elles peuvent devenir en même-tems & dans le même ſujet, laxatives, apéritives , & déterſives. Tous les Praticiens , qui , depuis leur premiére découverte , juſqu'à preſent , en ont autoriſé la boiſſon , leurs ont unanimement reconnu ces trois heureuſes prérogatives , quand réguliérement administrées , elles ſont réguliérement priſes.

COROLLAIRE

Du cinquiéme Chapitre.

Je ne prétens cependant pas borner les Malades de Normandie, aux feules Eaux ferrugineufes de fa Capitale. Combien de perfonnes de l'un & de l'autre fexe, n'ai-je pas déterminées à fe tranfporter aux Eaux de *Bourbonne*, de *Plombiéres*, des deux *Bourbons*, du *Mont d'Or*, de *Bagniéres*; lorfque bien inftruit du genre de la maladie, & de la fortune des Malades, j'ai pû voir des indications analogues à l'ufage de ces différentes Sources? On trouvera dans les Regiftres du Bureau des Voitures publiques de Roüen, des envois réïterés de

H 3

flaccons d'*Eaux de Vals* , de *Balaruc* , de *Cotrets* , &c. que j'ai fait venir du Bureau général des Eaux minérales établi à Paris, pour divers particuliers de cette Ville & de ses environs , lorsque j'ai cru ces ressources étrangéres d'une vertu supérieure à nos Sources internes.

Mais quel que puissent être les prédilections , ou les préférences que les Médecins & les Malades attachent à une Fontaine minérale , ou voisine , ou éloignée ; je ne puis me dispenser de recommander à tous ceux qui se transporteront au loin, de ne pas négliger , à leur retour, un subside gratuit que leur peut offrir leur patrie. Ce conseil n'est que la conséquen-

ce que je tire d'une obſervation
de M. Duval, ancien Méde-
cin de notre Collége, Auteur de
l'Hydrothérapeutique Rouen-
noiſe que j'ai déja citée. Je raporterai ſon paſſage, afin qu'il
en demeure plus inſtructif,
quoiqu'il ne parlât alors que
de nos Eaux divines & ſalubres
de Déville; ce ſont ſes termes.
» Je puis, dit-il, à bon droit
» raconter ici deux Expérien-
» ces que j'ai eûës entr'autres;
» l'une, des Eaux dudit lieu
» de *Spa*, & l'autre de *Pou-*
» *ques.*
» Mademoiſelle de *Bailleul-*
» *Lieurey*, ayant uſé deſdites
» Eaux de *Spa*, tomba peu de
» tems après en des Convul-
» ſions très-dangereuſes; puis
» après l'uſage de quelques Re-

» mèdes, jetta finalement une
» fueur puante , & reffentant
» le fouffre, qui la délivra de
» Fièvre & Convulfions, dont
» elle avoit été en grand dan-
» ger de perdre la vie.
  » Pour le fait de *Pouques*, M.
» *d'Heuqueville*, Marquis de Pont-
» Saint-Pierre, premier Baron
» de Normandie, ayant long-
» tems bû de ces Eaux Niver-
» noifes, moyennant l'aide def-
» quelles il fut guéri d'une Ca-
» cexie fort grande, & d'une
» Hydropifie commençante :
» après avoir délaiffé l'ufage
» d'icelles, il fut fort fréquem-
» ment faifi de Fièvres conti-
» nuës très - violentes , & qui
» l'ont fouvent mis en grand
» danger de fa vie : ce qui ne lui
» étoit fréquent auparavant.

„ Or ceux , ajoute - t'il , qui
„ voudront éviter tels incon-
„ véniens , pourront ce faire ,
„ si après avoir usé des Eaux
„ de *Spa* & *Pouques* , ils viennent
„ par-deça , boire , de celles
„ de *Déville*.....

C'est ainsi qu'un Religieux Bénédictin aussi universelle-ment connu que respectable , qui non content d'avoir utile-ment pris pendant les deux saisons de l'année derniére , les Eaux & les Douches de Plombiéres , pour obvier à des obstructions naissantes , & désopiler un foye engorgé , n'a pas dédaigné l'usage de nos Eaux de la Maréguerie , qui ne lui ont pas été moins secou-rables depuis son retour à Roüen.

CHAPITRE VI.

Sur les Palpitations & les Affections hiſtériques, ſpléniques, &c.

LEs Obſervations que nous avons juſqu'à preſent expoſées à nos Lecteurs, & que nous avons ſoumiſes au jugement, non de ceux qui s'attachent à la ſimple théorie ; mais qui vrais Diſciples de ces Praticiens éclairés, d'*Hyppocrate* & de ſes laborieux imitateurs, ne ſe réglent & ne ſe fondent que ſur des expériences réïtérées, dont chaque Malade & chaque maladie qu'ils traitent, affermiſſent les ſolides principes dans l'art de guérir, ne ſont

que trop suffisantes, pour eta_
blir, que c'est dans la masse
du sang que reside la vie ; que
tous nos sucs alimentaires sont
destinés à l'entretenir, & qu'il
doit être dans le corps humain
une source intarissable de bien-
faisance, de concorde, &
d'harmonie. Pour obtenir · la
dénomination de ces trois qualités, qui semblent n'en faire
qu'une, il faut que le sang soit
balsamique ; il faut qu'il soit
d'une élaboration exquise, &
proportionnée, pour atteindre
à ses perméations : il faut enfin
que dans son cours, il n'entraîne avec lui aucune liqueur hé-
térogène, nuisible ou étrangé-
re, capable de troubler sa douce & pacifique circulation.

Il peut néanmoins pécher

même par sa bonté. Ainsi que
l'or & l'argent s'éprouvent au
creuset & à la coupelle , de
même un sang , d'ailleurs pur
& balzamique , reçoit par son
mêlange avec notre Eau minérale , cette perfection qui le
fixe à son karat.

Si le sang est épais, quoiqu'ir-
répréhensible d'ailleurs , l'Eau
minérale lui donne une fluidité
convenable ; c'est par là qu'elle
fait cesser les palpitations de
cœur , les dispositions apoplec-
tiques sanguines non compliquées , les étourdissemens , les
pesanteurs & les inerties dans
les sujets les mieux consti-
tués. Il est essentiel qu'un sang
trop riche se dépoüille de tous
ses superflus , tant sensibles ,
qu'insensibles. L'eau minérale
devenuë

devenuë puiffance auxiliaire,
plus propre à foutenir, qu'à
éloigner la chaleur naturelle,
fera naître des fueurs falutaires;
un cours d'urines plus abondant, déterminera le ventre à
des évacuations loüables,& ref-
fufcitera cette tranfpiration infenfible,dont l'abfence,ainfi que
celle d'un agent fupérieur,aban-
donnoit la maffe à fon inaction.

Mais cet ordre de pacifica-
tion légale, ne s'entretient
qu'autant que les liquides,
doués d'une qualité Balfami-
que, peuvent correfpondre aux
mouvemens réglés des folides.
La moindre défunion entre ces
deux corps de différente con-
fiftence, mais d'alliance direc-
te, produit imperceptiblement
une révolte interne, dont les

fâcheufes conféquences ne fe manifeftent que trop fubitement au-dehors. Les fucs intérieurs s'altérent, leur direction fe confond, leur affimilation fe détruit, fe corrompt & fe perd. Le cours des liqueurs n'eft plus le même : elles paffent dans des canaux étrangers. Elles y forment des dépôts & des fpafmes ; les agacemens & les irritations convulfives s'annoncent pour autant de fymptômes précurfeurs de ructations infuportables, de conftipations vertigeneufes, de palpitations immodérées, qui conduifent enfin aux paffions hyftériques, & aux affections hypocondriaques.

O B S E R V A T I O N.

Monſieur de Henault, homme nourri dans l'amour & dans la pratique de la Médecine & de la Chirurgie ; frere de Médecin & de Chirurgien, & habile Chirurgien lui-même, me fit apeler il y a quelques années auprès d'une jeune Dame, qu'il avoit déja ſaignée pluſieurs fois du bras & du pied, pour des palpitations fréquentes, accompagnées de foibleſſes & de mouvemens convulſifs. Je trouvai ſon poulx fort concentré ; mais irrégulier dans ſes battemens. Après l'uſage de quelques lavemens carminatifs, & de pluſieurs potions anti-hiſtériques, animées d'une teinture calmante, nous la déterminâmes à prendre tous les matins pendant huit ou dix jours le petit lait clarifié, avec une dose de poudre Tempérante rouge de M. Sthall, & le Sirop de chicorée, qui produisirent de salutaires évacuations. Elle passa quelque tems après à la boisson de nos Eaux minérales aiguisées par le Sel de Glauber, qui la purgeoient fort réguliérement. En deux mois de tems elle se vit délivrée de ces ructations incommodes, de ces palpitations journaliéres, & de tous les symptômes, tant hystériques que spléniques, dont elle étoit depuis long-tems affligée. La fin de son traitement fut le commencement d'une premiére grossesse, dont l'heureuse issuë suprima toutes ses vapeurs précédentes.

COROLLAIRE

Du sixiéme Chapitre.

IL n'est rien qui puisse mieux
constater l'existence & l'in-
corporation du Mars dans nos
Eaux minérales, que leur ha-
bileté à ouvrir & à resserrer ,
à fortifier & à relâcher ; à donner , tantôt de la fluidité, &
tantôt de la consistence , & à
fournir enfin à nos sucs, à nos
liqueurs , & à nos parties solides mêmes , cette harmo-
nieuse énergie , qui enfante &
nourrit cet équilibre naturel
dont la moindre cessation nous
desole ; mais dont le retour
rend à nos sens leurs fonctions

I 3

& leur tranquilité. C'eſt ainſi que cet inciſif martial en paſ-ſant de voye en voye, juſqu'aux vaiſſeaux les plus éloignés, dont il dilate les replis, en y rétabliſſant le reſſort, vient à fondre par dégrés les humeurs coagulées ; fait ſuccéder le calme aux froncemens & aux criſpations ; & dans ce petit Royaume, dont la poſſeſſion durable ou momentanée, n'eſt que l'apanage paſſager d'une ame céleſte, il fait renaître cette douce paix, ſeul & vrai bien de tous les êtres ſubor-donnés.

Je ſçais qu'il eſt plus d'une eſpéce de vapeur hiſtérique ; je ſçais que les mouvemens de la rate, ou les affections ſplé-niques ont plus d'une cauſe,

& qu'il leur faudroit plus d'un Reméde. Mais pour peu qu'on commence par apaiſer les vibrations ſpaſmodiques , on pourra recourir avec ſûreté aux Eaux ferrugineuſes délayantes, & renduës laxatives, par les ſecours chimiques , les plus propres à s'y mêler , pour amener des évacuations ſans trouble,& n'y inſiſter qu'autant que les engorgemens le demandent. C'eſt dans cette pratique raiſonnée , que conſiſte tout l'art du Médecin dans l'emploi des Eaux minérales , de quelque nature qu'elles ſoient, pour la guériſon ou pour le ſoulagement , des maladies Chroniques. *

* *Ars erit interdùm Medicis , ut ab Arte recedant.*

CHAPITRE VII.

De la Saison propre aux Eaux Minérales.

Clara dies Recreat Mentes & Corpora Firmat.

QUOIQUE nos Médecins les plus distingués par leur pratique & par leurs succès, n'ayent point encore désigné dans tout le cours de l'année, aucun mois, aucun jour qui fût incompatible avec la boisson de notre Liqueur martiale, lorsqu'ils l'ont jugée avantageuse ou nécessaire à leurs Malades ; il est cependant un tems d'élection, où la terre graduellement échauffée jusques dans ses entrailles, donne plus d'activité & de dévelopement aux principes Minéraux qu'elles contiennent. Depuis le commencement de Juin jufqu'à la fin de Septembre , la chaleur du foleil ayant perfectionné toutes les fermentations , nos Sources font plus épurées, leurs Sels volatilifés , nos corps plus fufceptibles de pénétration , & nos humeurs, de fonte. La Nature , cette tendre Mere , qui connoît & prévient nos befoins , ne nous offre-t'elle pas durant l'Eté , dans l'immenfe variété de fes fruits , tous les fucs rafraîchiflans , non moins propres à nous humecter qu'à nous delecter , de même qu'elle réferve les plus reftaurans, les plus fortifians , pour réparer pendant l'Automne les pertes que nous avons pû faire.

Mais s'il est agréable de boire dans les chaleurs cette Liqueur fraîche, que nous presentent nos Fontaines, il ne sera pas moins nuisible de s'y livrer sans une préparation convenable. Quelle que puisse être la Maladie pour laquelle on en fera usage, je ne conseillerois à personne d'y procéder, sans avoir pris l'avis de son Médecin. Les moindres imprudences en ce genre, ont souvent entraîné des suites fâcheuses.

Quoiqu'il soit impraticable d'établir une régle absolument générale de preparations méthodiques, sans avoir préalablement pris une exacte connoissance des maladies, qui pourront exiger la nécessité de ces Eaux, je ne laisserai cependant pas de recommander à ceux qui voudront profiter de leurs bons effets, d'avoir soin d'y bien disposer l'estomac, avant que d'en commencer l'usage.

Comme les Riches ne manquent pas de Médecins, & que les Pauvres ne sont guéres habitués aux Médecines, je crois devoir tracer un plan de précautions pour les personnes d'une fortune médiocre, & principalement pour les gens de Lettres, qui sçauront aprécier un petit nombre de Conseils, que je leur offre d'autant plus volontiers, que les suites des travaux de l'esprit, & des longues & pénibles études dans les uns, ainsi que des passions de l'ame & des follicitudes continuelles dans les autres , fans ceffe expofés aux caprices d'un fort bizarre, les rendent, pour ainfi dire , les objets immédiats de notre pratique Hidro-minérale. J'avouërai ingénuëment que lorfque je me trouve moimême dans le cas de recourir à la vertu de cet excellent Délayant vifcéral , je m'y difpofe infenfiblement pendant quelques jours , en diminuant le volume habituel des alimens ufités , ainfi qu'en modérant tous mes exercices ufuels. Et toutes les fois que je ne fens point une plénitude orgueilleufe , foit dans les vaiffeaux, foit dans les vifcéres,je n'employe jamais de meilleure préparation à l'Eau minérale , qu'une modique quantité

quantité de l'Eau minérale même, que j'ai coutume de prendre, legérement dégourdie plusieurs heures avant mon dîné, continuant jusqu'à ce moment les fonctions ordinaires de ma Profession ; mais il faut des Remedes généraux & particuliers, lorsqu'il s'agit de combattre des Maladies chroniques ; & pour enlever les obstructions subjacentes à l'action de nos Eaux, il convient de statuer plus d'un préliminaire. Ce seroit se faire une illusion préjudiciable, que de penser, contre le sentiment universel de tous les bons Praticiens, que trente ou quarante jours, employés à la boisson des Eaux minérales, puissent reparer tous les desordres de l'économie animale, dans les sujets devenus les victimes des Maladies longues & compliquées, ou l'accord mutuel entre les solides & les fluides, si nécessaire à la santé, n'est plus qu'une confusion totale. Avec le tems, le régime & le secours d'autres remédes co-indiqués, nous pourrons bien nous rendre ces Eaux salutaires ; mais devons-nous exiger qu'elles deviennent miraculeuses ? Les merveilles opérées par la Piscine de Siloé, ne se reproduisent pas de nos jours. C'est à une longue persévérance dans l'usage des Eaux, non-seulement durant une ou deux saisons, mais même pendant plusieurs années consécutives, que nous serons redevables de tout le bien que nous avons lieu d'en attendre.

La Saignée & la Purgation étant les deux principaux Remédes de la Médecine, c'eſt de leur bonne ou mauvaiſe adminiſtration que l'on voit s'élever le décri & le blâme, l'éloge & le crédit de ceux qui exercent l'art de guérir. Combien de fois une ſaignée déplacée a-t'elle conduit à la mort? Combien de fois un Purgatif admis à contre-tems, au lieu de ſe comporter en Agent pacifique, a-t'il été l'Auteur d'une guerre inteſtine? Dans les grands litiges, on a ſenti la néceſſité des Juges ſupérieurs, & celle des Médecins dans les cas embarraſſans des maladies. Car quoique l'on ſoit aſſez ici dans l'ignoble uſage de se passer de leurs avis, dans presque toutes les conjonctures où il ne paroît point un danger éminent, c'est néanmoins tenter Dieu, pour ainsi dire, & se soustraire présomptueusement à l'*ordre*, que de ne les pas consulter ; d'autant plus qu'ils sont entre ses mains toutes-puissantes, les foibles instrumens dont il se sert pour opérer la guérison de toutes les infirmités humaines. Aussi, pour peu qu'on veuille peser dans la balance de la Justice distributive ces talens variés, ces dons précieux de la Providence, affermis par l'étude, & enrichis par l'expérience, ne verra-t'on, avec des yeux impartiaux dans ce tableau divin de la subordination, ani-

mé par le pinceau de l'éternel-
le vérité ; que des usurpations
odieuses & destructives, qui la
plûpart du tems ne sont cimen-
tées & soutenuës que par des
ames bornées, quelquefois même ignorantes, & toujours or-
gueilleuses, qui par une routine de quelques années de pratique hazardeuse & arbitrai-
re, s'imaginent avoir acquis
le droit de décider affirmati-
vement, & même exclusive-
ment, dans tous les cas les plus
épineux, des maladies de l'homme.

C'est avec un sentiment ex-
quis de délectation, tant particuliére que relative à tous
ceux qui remplissent avec honneur les devoirs d'une profession que j'ai toujours chérie

K 3

de même, que j'ai vû émaner
au mois de Juillet dernier de
cet augufte Tribunal de notre Cour Souveraine du Parlement de Normandie, un Ar-
rêt bien digne de fes grandes
lumiéres & de fa haute fageffe, par lequel il eft authenti-
quement decidé & déclaré ;
que *la plénitude de la Médecine ré-
fide en la perfonne du Médecin.*

Je ne m'étendrai pas beaucoup fur les formules de Pur-
gations antérieures à la boiffon des Eaux. Chaque Malade, pour l'ordinaire, en a une
de choix ; mais foit qu'on en
prenne une en forme liquide
ou folide, il fera toujours utile
d'en faire faciliter l'opération
par des bouillons au veau &
aux herbes rafraîchiffantes, du-

rant trois ou quatre jours après la faignée, lorfqu'elle a lieu, & pendant la matinée qu'on deftine à la Purgation. Cette pratique fournira plus d'aifance & de fuccès aux évacuations.

Dès le lendemain on pourra commencer à boire deux, trois ou quatre verrées des Eaux de la Royale, foit à la fource, foit en fa chambre, pour ne pas furcharger d'un poids plus confidérable un vifcére qui n'y eft point encore familiarifé; de jour en jour on ajoutera une verrée plus ou moins grande, fuivant la difpofition de fon eftomac, dont il faut toujours étudier le goût, les forces & les caprices.

Les Amateurs de la Poëfie

latine , trouveront à la fin de ce Traité , les régles indiquées par les Anciens , & adoptées par les Modernes , tant pour la faison que pour la mefure de la Boiffon des Eaux minérales.

Je n'ai jufqu'à prefent parlé que de leur emploi naturel , c'eft-à-dire , de leur admiffion fimple , fans aucun véhicule ; mais la pratique ne m'a que trop apris qu'elles font fufceptibles du mariage le plus harmonieux avec le lait de vache , dans tous les cas où il peut être ordonné , fi nous en exceptons les affections du Poumon non compliquées.

OBSERVATIONS

Extraordinaires.

I. OBSERVATION.

MOnfieur D*** F*** célébre Avocat de notre Parlement , vint me prier il y a quelques années , d'affifter à une opération que M. le Cat, qu'il fuffit de nommer pour lui accorder tout éloge , avoit deffein de faire à M. le Chevalier D. T. F. que je connoiffois depuis vingt ans. Cette opération ne devoit être que l'introduction de la Sonde. Le premier mouvement de mon zèle me transporta au logis du Malade, que je n'avois pû voir depuis deux jours que j'avois paſſés à la Campagne. Je n'y trouvai point M. le Cat. Je demandai à M. le Chevalier, qu'elles étoient les raiſons qui le déterminoient à ſe faire ſonder. Il me répondit que c'étoit moins ſon envie que celle de Monſieur ſon ami ; mais qu'il avoit ſurſis à toute opération juſqu'à mon retour.

Je lui remontrai qu'il étoit goutteux & graveleux ; qu'une de ces Affections morbifiques, aſſez ſouvent réunies, ſe déchargeoit ſur l'autre : qu'il n'avoit qu'à uſer de ma méthode précédente, ſe faire une tiſanne de graine de Lin, de fleurs d'Ortie, de racines de Guimauve, & d'*Enula Campana*, avec le Syrop des cinq Ra-

cines apéritives : que les glaires qui envelopoient les calculs, auroient une fortie favorable, ainfi que je l'avois déja plufieurs fois pratiqué. M. le
Cat voulut bien être de mon
fentiment, quoique nos occupations diverfes ne nous per-
mirent point de nous réunir
chez le Malade. Il ne fut point
fondé : la Goutte & la Gravelle eurent leurs cours. Il prit
pendant quelques jours de nos
Eaux minérales avec du lait.
Il rendit plufieurs calculs &
beaucoup de corps glaireux,
& fut guéri.

Durant le tems de la maladie de ce Gentilhomme, je fus
mandé au Château de Toëny,
fur la rive gauche de la Seine,
& proche Andely, où j'eus oc-

cafion de converfer pendant vingt-quatre heures avec le pieux & fçavant Frere Cöme, de l'ordre de Saint Bernard, Religieux fi connu & fi univerfellement utile. Quoique nous fuffions venus l'un & l'autre pour un autre genre de maladie, que celle dont il s'agit ici, je demandai dans nos inftans de loifir à ce célébre Lithotomifte, ce qu'il penfoit de l'ufage des Eaux minérales de la Capitale de notre Province, pour certains Malades, d'ailleurs bien conftitutionnés; mais fujets à la Goutte, à la Gravelle, & aux Congeftions humorales, glaireufes, tant dans les reins que dans la veffie ? Il me fit l'aveu de fes différentes méthodes curatives ou palliatives

dans

dans les cas femblables ; &
m'affura qu'il employoit fouvent avec fuccès les Eaux dépurées de Paſſy , malgré le
préjuge vulgaire, qui fembloit
en avoir interdit la boiſſon à
tous les Goutteux.

II. OBSERVATION.

Ce n'eſt point à nos Eaux
feules que j'attribuë cet effet :
celles de Paſſy l'ont également
produit. Monfieur *de Macnema-
ra* , qui eſt mort depuis peu
Vice-Amiral , fe trouvant à
Paris il y a quelques années,
où des Affaires de famille m'a-
voient auſſi amené , fouffroit
violemment depuis plufieurs
jours des attaques de goutte
& de gravelle réïtérées. M. du

L

Moulin, ou Molin, ce Médecin célébre, à qui chaque Malade du Royaume a, pour ainſi dire, payé dans ſon tems un tribut légitimement dû à ſon heureuſe & longue expérience, lui donnoit réguliérement ſes ſages & ſalutaires avis. Comme je ne viſitois cet Officier Général des Armées Navales du Roy, que par bienſéance patriotique, & par ce principe d'attachement reſpectueux, dont j'ai toujours donné des preuves à tous nos Seigneurs de l'Irlande Françoiſe ; j'eus l'honneur de repreſenter à Monſieur le Vice-Amiral de France, que l'uſage du lait qu'il prenoit pur, ſuivant les conſeils de M. du Moulin, & de pluſieurs ſçavans Praticiens,

pouvoit facilement s'allier avec
le mêlange des Eaux dépurées
de Paſſy, & que la difficulté
d'uriner, ainſi que la rareté de
l'urine dont on pouvoit faire
ſon ſymptôme le plus douloureux, en ſeroit immanquable-
ment ſoulagée. Il voulut bien
adhérer à une remontrance of-
ficieuſe, dictée par la tendreſ-
ſe, & par le zèle. Le Lait ſe
prit coupé, avec parties égales d'Eau minérale. Le cours de
l'urine ſe rétablit, les graviers
s'y gliſſoient ſans irritation,
& la goutte même en devint
plus paiſible. Ces deux Obſer-
vàtions qu'on regardera comme des Exergues hors d'œu-
vres, ou hors de propos, euſſent été naturellement mieux
placées ailleurs ; mais quand

un homme , tous les jours utilement occupé, manque moins
au choix qu'à l'arrangement
de ſes matériaux , on doit lui
faire grace de ſon deſordre ac-
cidentel , en faveur de ſon attention à ne pas omettre aucune Obſervation inſtructive.

III. OBSERVATION.

Une jeune Dame de condi-
tion , que la ſituation de ſes
affaires & l'abſence de Monſieur ſon mari , utilement occupé dans les Armées , avoit
aſſujettie aux troubles de l'a-
me & aux contentions de l'eſprit, étoit depuis un an incommodée de mauvaiſes digeſtions,
de fleurs blanches immodérées,
& d'une toux humoralle, dont

les fréquentes secousses fati-
guoient la poitrine, les hypocondres & le bas-ventre. Elle
me fit l'honneur de me demander mon conseil sur ces différens symptômes ; en m'insinuant cependant, qu'elle avoit
pris un Vomitif la veille, avec
demi gros d'*Hypecacuana*, & qu'à
la suite de violens vomissemens,
dont elle ne se trouvoit point
soulagée, elle avoit ressenti
pendant la nuit de vives douleurs dans les passages.

Dans une décoction de têtes
de Pavot blanc, & d'une pincée de feuilles de Menthe, avec
la moëlle & les pepins d'un
quarteron de Casse en bâton,
pour deux verrées ; je fis ajouter une once de syrop de Violette, & douze grains de sel

sédatif de M. Homberg. Cette compoſition laxative & calmante, eut des opérations auſſi abondantes que pacifiques. Mais comme je ſçavois qu'elle ne pouvoit pas être énergiquement curative, j'engageai cette aimable Dame à prendre tous les ſoirs un Bolus avec quelques grains de rhubarbe, de corail rouge, de ſel ſédatif & de kina, incorporés dans le baume de Copahu, & ous les matins quatre verres d'Eau minérale, encremée de lait de vache nouveau trait. Je lui en ai fait uſer pendant trois ſemaines, ſans vouloir la purger une ſeule fois durant ce Traitement, & elle a été parfaitement remiſe dans ſa premiére ſanté.

Je ne puis clore cet Article, sans enjoindre à nos Buveurs quelques préceptes essentiels, dont l'idée ne m'est venuë que des abus journaliers que je leur ai vû commettre durant la saison des Eaux, & que je vais inceslamment développer.

COROLLAIRE

Du Chapitre septiéme.

NOtre Eau minérale est un Agent cosmopolite. Elle connoît, ou se fait ouvrir toutes les routes du petit monde. Elle se fait à tous ces districts; elle ne se refuse à aucune alliance, analogue à son essence primordiale. Elle se marie au vin, elle se marie au lait. Je connois même des personnes qui se servent de la Reinette, tant pour la coction des viandes, que pour la manutention des farines. Je le répéterai volontiers, & sans crainte de contredit, c'est un Prothée officieux, dont nous n'aurons jamais lieu de redouter les embûches. C'est à nous à étudier le moment de son activité, l'étenduë de son ressort, & la variété de ses droits. Tâchons de nous en faire une Puissance plus auxiliaire que coactive. Ce dernier trait regarde quelques indispositions du sexe, qui dans presque toutes les circonstances où il s'agit de faire des Remédes, doit se munir de sages & d'utiles précautions.

Les Médecins font établis
pour donner leurs conseils aux
Maisons les plus riches, & aux
Familles les plus pauvres.

CHAPITRE VIII.

*Des abus qui se commettent durant la
boisson des Eaux minérales.*

QUOIQUE tous les Praticiens
soient d'accord que l'Eau
minérale ferrugineuse n'est jamais nuisible dans les premiers
jours de sa boisson réglée, ils
n'ont pas cependant prétendu
qu'elle fût indifférente. Quelque bien intentionné que puisse être un Censeur, rarement
la censure est - elle bien reçûë.
Mais sans m'arrêter à des réfléxions vagues, qui tomberont

toujours d'elles-mêmes, je ne puis m'empêcher de faire connoître à un Public fenfé, que pour parvenir au but qu'un fage Médecin fe propofe, ce font moins les Eaux qui manquent aux bons effets qu'il a lieu d'en attendre, que les Malades aux préparations & au régime qu'il exige d'eux.

On nous confulte pour les cas divers où elles font indiquées : nous les confeillons moins pour être un amufement qu'un Reméde. On y va à des heures induës. On arrive fouvent échauffé, & hors d'haleine ; on boit de ce Délayant froid, fans reprendre fes fens. Une pefanteur d'eftomac fuccéde à la premiére verrée. On cherche à diffiper le mal : on boit quelques verres de vin qu'on verse toujours avec profusion dans ces lieux, où l'Eau même ne devroit se prendre qu'avec économie. Si nous recommandons l'exercice & la dissipation, on se livre au jeu avec passion, à la danse avec excès, aux intempéries de l'air sans épier ses vicissitudes, & à une force imaginaire de tempérament, sans se mettre en garde contre ses réelles foiblesses. On fait enfin durant le cours de la boisson des Eaux minérales, tout ce qui peut les rendre nuisibles, & rien de ce qui doit les rendre salutaires. Toutes ces commotions de l'individu suspendent le cours d'une liqueur, que sa legereté rend propre à toutes les distributions indiquées.

Les maux de tête, les langueurs d'eſtomac, quelquefois même les nauſees & les vomiſſemens, viennent bien-tôt répandre leurs ſombres nuages ſur ces inſtans d'une diſſipation fugitive, que je ne condamne que pour avoir été, ou exceſſive, ou déplacée.

Il eſt une autre claſſe où il ſe commet des abus moins expoſés au grand jour. Ceci regarde les gens d'Etude & de Négoce. Le Comptoir, le Cabinet, ou le Bureau, entraînent néceſſairement les contentions de l'eſprit. A la ſortie des Sources minérales, dont on n'uſe que par beſoin, on retourne à ſes travaux gênans, on s'y abandonne en eſclave; & on voit échaper cette douce expectative

expectative d'un avantage prochain, dont l'imprudence des
Malades éloigne le retour.

O B S E R V A T I O N.

Un Négociant étranger,
honorablement établi dans cette Ville, fort rangé dans ses
Affaires & dans sa maniére de
vivre, prenoit des Eaux minérales, tant par mon ordre, que
par celui de plusieurs Maîtres
de l'Art, pour donner plus de
jeu à une circulation rallentie,
& pour dégager des fluides em-
barrassés dans les perméations
des vaisseaux capillaires. Fort
exact & fort sobre dans cette
fonction médecinale, comme
dans toutes celles de sa vie, il
ne paroissoit point en recevoir

M

aucun soulagement. Le zèle
& l'amitié me dicterent d'épier
toutes ses demarches ; je lui
remarquai trop d'assiduité à
ses occupations domestiques ,
qu'il reprenoit incontinent à
la sortie du lieu des Sources ,
& qu'il prolongeoit jusqu'aux
heures des repas. Je lui fis là-
dessus mes remontrances ami-
cales : je l'exhortai, ou à quitter les Eaux , ou ses aplica-
tions trop suivies. Il voulut
bien se rendre à mes avis , &
n'eut pas lieu de s'en plaindre :
il y a tems pour tout ; celui de
la santé doit être privilégié.

J'employai vainement de pa-
reilles instances auprès d'un
Conseiller-Clerc, du Parlement
de Normandie, je ne fus point
écouté. Il continua les Eaux ,

& le travail d'une maniére peu affortiffante au rétabliffement de fa fanté : il en fut rapidement la victime, & ne laiffa que des regrets à tous ceux qui chériffoient fon caractére, & refpectoient fes lumiéres.

COROLLAIRE

Du Chapitre huitiéme.

Comme il eft unanimement reconnu, que c'eft à la diette qu'on doit une grande partie de la guérifon des maladies, il s'enfuit naturellement de cet aveu général, que les ragoûts, les pâtifferies, les crudités, & toutes viandes fumées & falées, font d'un uſage très - abuſif durant le tems qu'on prend les Eaux. Les régles de la tempérance ne ſçauroient être trop ſtricte- ment obſervées, toutes les fois qu'on pratiquera de ſembla- bles remédes, pour des maux qui intéreſſeront plus ou moins le fond de la ſanté. On pourra néanmoins ſe permettre quel- ques verres de bon vin bien mûr ; mais c'eſt la modération qui doit en diriger la quantité. Ceux qui ſentiront des beſoins de prendre quelques nourritu- res avant l'heure du dîner, auront attention de laiſſer au moins une heure & demie d'in- tervalle entre le dernier verre d'Eau minérale, & la réfec- tion legére qu'ils ſe propo- ſent.

Il n'eſt pas moins contraire aux loix de la ſobriété , que nous requérons , de s'autoriſer à vivre à ſon gré, durant les jours que , pour des raiſons particuliéres, les buveurs, ou les buveuſes auront ſuſpendu les Eaux ; il faut également de l'exactitude dans le régime durant le tems de leur interruption , & même pendant quelques ſemaines après leur ceſſation.

Pour remplir enfin tous les objets que je me ſuis propoſés dans ce Chapitre , j'ai indiqué les beſoins de la ſaignée & de la purgation , en ſupoſant la plénitude. J'ajoûterai que quelques verrées des Eaux minérales ſont une excellente préparation, ſoit aux évacuations

humorales, soit à une plus copieuse boisson : que le tems de
les prendre aux Sources doit
être pur & serain : que de s'y
transporter de bonne heure,
ou un peu plus tard, dépend
de notre maniére de vivre, &
du plus ou du moins de nécef-
sité que nous avons de dor-
mir, ou de l'assujettissement
des heures de nos repas : qu'il
ne faut pas s'inquiéter sur la
lenteur de leur écoulement,
leur séjour devenant quelquefois plus salutaire que leur
rapidité ; qu'il faut étudier
son estomac sur la quantité
qu'il en peut porter ; que tant
que l'air & l'action ne font
aucune impression fâcheuse, il
est utile de se donner un peu
de mouvement ; que toutes les

Obſervations ſemées dans cet Ouvrage , pourront , dans les cas de parités , ſervir de ſolides leçons ; & qu'enfin, s'il faut des jeux , il ne faut pas qu'ils intéreſſent ; s'il faut de l'exercice , qu'il ne ſoit pas violent , & que les travaux comme les plaiſirs doivent toujours être modérés.

CHAPITRE IX.

Des Remédes convenables durant l'uſage des Eaux Minérales.

NOus ne devons pas interrompre cette boiſſon martiale , ſur de legers accidens ſans conſéquence & ſans durée ; ſi nous avons fait une expoſition fidèle des maladies ,

ou des indifpofitions pour lefquelles on nous en a confeillé
l'ufage.

Abdiquer par caprice un Reméde, ou c'eft n'en point
avoir befoin, ou c'eft n'en
point vouloir attendre les bons
effets. Ce n'eft cependant pas
que je n'aye remarqué plus
d'une fois de la fiévre, des
vomiffemens, des chaleurs
d'entrailles, des vertiges, des
infomnies, des affoupiffemens,
& des diarrhées, dans plus d'un
fujet docile aux loix de la Médecine, dans les premiers jours de
l'ufage des Eaux minérales. C'eft
pour cela que je ne fçaurois
trop répéter, qu'il eft effentiel
d'y aporter de bonnes difpofitions, & cette confiance qui
triomphe de nos répugnances

momentanées. D'abord, il faut boire avec circonspection, &, comme je l'ai dit ailleurs, c'est la qualité qui guérit, c'est la quantité qui nuit. Tous ces mêmes dérangemens, que je viens de citer, cédent à l'action de ce délayant naturel à qui on les attribuë, lorsqu'on y procéde avec sagesse.

Au reste, quelques lavemens & la diette pourront apaiser les premiers desordres ; mais si la fiévre duroit au-delà du terme d'une Ephémere, on auroit recours à la saignée dans les cas de Pléthore, & à un régime humectant & rafraî-chissant : si les vomissemens étoient opiniâtres & ingrats, on prendroit un vomitif, propre à détacher les humeurs, dont l'eſtomac ſe trouveroit ſurchargé ; & pourvû que le dévoyement ne fût pas critique, un doux purgatif compoſé de Manne & de Catholicum double, ou l'Hypecacuanha, dozé ſuivant le tempérament, ſuffiroit à rendre le calme à la Nature.

Enfin, comme les exemples auront toujours plus de force que les préceptes, je ne puis me refuſer à produire encore quelques Obſervations frapantes, dont on pourra tirer plus d'une utile conféquence.

I. OBSERVATION.

Pour ſoulager des maux fréquens de tête & d'eſtomac, je fus conſulté par un jeune

homme que ſes Parens avoient
envoyé à Roüen, pour y aprendre les élémens du Commerce.
Il étoit en penſion dans une
Maiſon où l'on s'étoit fait un
uſage de ſouper fort tard :
(circonſtance que j'ignorois)
après quelques préparations, il
commença les Eaux minéra-
les, par mon avis ; il alloit aux
Sources dès cinq heures du
matin, pour que le tems du
Reméde ne dût rien à celui
du travail ordinaire. Au bout
de quatre jours, il revint me
trouver, & ſe plaignit du mauvais effet des Eaux ; il avoit
des coliques, & le cours de
ventre, il me parut fort affoi-
bli ; il me dit même, que loin
de bien digérer, il avoit remarqué quelques portions ali-

menteufes dans fes déjections ;
j'entrai en détail fur fa maniére de vivre, fur le travail,
& fur le repos. C'eft alors que
je vis qu'au fouper fort folide
qu'il prenoit fort tard, & qui
étoit fuivi de peu de fommeil,
il ne pourroit jamais parvenir à
une digeftion réglée ; & qu'une
grande quantité d'Eau qu'il
buvoit, difoit-il, pour être
plutôt foulagé, fe diftribuoit
très-mal, & dérangeoit encore la diftribution des alimens. Je lui fis quitter les
Eaux & la nourriture folide
pendant deux jours, qui furent employés au boüillon &
à l'eau de Rhubarbe. Je priai
la perfonne chez qui il demeu-
roit, de lui permettre de fouper de bonne heure & de mets
legers,

legers ; de ne lui point demander d'occupations férieuses &
gênantes pendant la matinée,
& de lui accorder un peu de Vin,
au lieu du petit Cidre, durant
le tems qu'il boiroit les Eaux :
il y retourna , mais non ¡ lus
de grand matin : il but , man-
gea avec régle, & s'en trouva
bien.

II. OBSERVATION.

Une Demoifelle âgée de vingt-
deux ans , de retour des Eaux
minérales, fe trouva dans une
Maifon où je vifitois un Malade. Je defcendois de fon
apartement, lorfqu'on me pria
de m'arrêter un inftant , pour
voir une perfonne qui faifoit
de grands efforts pour vomir :
                    N

fa mere & fa tante étoient fu-
rieufes, & decrioient avec élo-
quence nos Eaux minérales.
Je fis prendre quelques verres
d'eau tiede à la Malade ; elle
vomit aifément des eaux aigres, du pain, & des cerifes.
Voilà, Mefdames, leur dis-je,
les objets qui méritent votre
courroux ; je confeillai la diéte
& les lavemens ; un hoquet
rebelle fuccéda au vomiffement ; vingt différens Remédes chauds & froids indiqués
par la parenté & par le voifi-
nage furent inutilement employés pour le faire ceffer. Ils
vinrent enfin au bout de vingt-
quatre heures me demander
mon confeil ; je lui prefcrivis
une infufion de Menthe & de
Coquelico, avec le Syrop de

Limon, pour toute boisson : & de quatre en quatre heures, un Bol fait avec les absorbans, le Sel d'Absynthe, l'Elixir de proprieté, & quelques gouttes de teinture de *Castoreum*; & de trois en trois heures, un bouillon pour toute nourriture. Le hoquet se calma, elle eut une nuit tranquille ; elle retourna quelques jours après, aux Eaux qu'elle avoit commencées, pour une maladie qui les exigeoit : elle s'y comporta avec régime, & en recueillit le fruit.

III. OBSERVATION.

Un Membre d'une de nos Cours Souveraines, ayant eu une fiévre intermittente, qui fut plutôt fixée par un long & abondant ufage du *Kina*, que methodiquement guérie, ne voyoit renaître ni fes forces, ni fon apétit ; fon-Confeil ordinaire, qui-avoit plutôt fuivi la volonté de fon Malade, qu'il n'avoit fait maintenir la fienne, fans infifter fur les régles de l'art, qui demandent des évacuations proportionnées aux levains morbifiques, lui permit de recourir à nos Eaux minérales, comme au moyen le plus affuré de pouvoir fe livrer impunément à la bonne chére, dont il fut toujours idolâtre.

On boit pendant plufieurs jours de l'Eau ferrugineufe ; on mange fans en fentir le moindre befoin. On continuë cette pratique fans aucun fuccès : au cinquiéme jour un eftomac mal difpofé s'y refufe ; il fe révolte contre l'aliment, & contre le médicament. Les Borborigmes s'affemblent, & fe multiplient dans le Méandre inteftinal : les Ruĉtations & les Naufées dans le ventricule ; un vomiffement Spafmodique fe manifefte : on jette quelques eaux, tantôt douces, & tantôt amères ; elles font fuivies de quelques humeurs glaireufes & tenaces. Le Confeil eft mandé, il n'arrive que pour faire prendre au Malade trois grains de Kermés minéral : cet Emiffaire infidèle redouble les Spafmes, & ne produit aucune évacuation. Le Magiftrat tombe en fyncope :

on lui donne une cuillerée de Vin avec du *Lilium* ; je n'en mentionne pas la dofe , je l'ai toujours ignorée ; une agitation violente , & des cris douloureux , font le produit de ce nouveau fecours : on fe détermine à profiter de ce moment de connoiffance arrachée, pour ainfi dire , à une nature fouffrante & maltraitée , pour faire avaler dans un verre d'eau trois grains de Sel Stybié ; les douleurs & les contractions fe renouvellent ; l'eftomac s'éléve & fe durcit ; le bas ventre fe tend & fe roidit : les extrêmités languiffantes ne fourniffent qu'une fueur glutineufe. On réïtére une dofe de *Lilium* : c'eft dans cet état que je fuis prié , pour la premiere fois , de fecourir ce

Malade, déja moribond. On me fait un grand éloge du Kermés & du Lilium; mais attentif à tous les symptômes que je voyois, & palpant, suivant ma coutume, toutes les parties ou en turgescence ou en irritation, je fais promptement introduire un lavement de Casse, avec une once de Sel d'Epsom. J'envoye chercher du petit lait récent, j'y fais boüillir la moëlle de Casse. On en prépare une pinte, mesure de Paris; on y mêle six gros de Sel de Seignette, dans le même-tems, on fait une décoction de plantes & graines Emollientes : on y trempe des flannelles, on les aplique au bas ventre, sur la région du Foye, sur celle de la Rate,

& l'os pubis même. Une déjection copieuse & des urines non médiocres, sont la suite de cette méthode aussi promptement concertée qu'éxécutée. Dans ces occurrences urgentes, le Médecin qui veut secourir, devient pour quelques heures garde-Malade ; aussi examinois-je tout avec la plus scrupuleuse attention : des douleurs intermédiaires se mêloient aux évacuations, & le Malade crioit de tems en tems, qu'il rendoit des Bales de plomb.

Je voulus constater le fait, ou dissiper l'illusion : on trouva dans le Bassin plusieurs petites pillules : on les transposa dans un vaisseau d'eau tiéde : on les en tira pour les diviser ; c'é-

toient les pillules de Quin-
quina : il en rendit jufqu'à
feize. Je fis continuer l'ufage
de la Caffe dans le petit lait,
cette nuit & le lendemain matin, avec l'eau de veau, pour
tout régime & reméde. Les
fpafmes, les irritations, les
tentions, & tous les fymptômes énoncés ceffèrent peu à
peu, & le Malade reprit fes
forces & fes fonctions.

Je ne crois pas devoir omettre, qu'il portoit depuis huit
ans un bandage, pour compri-
mer & affujettir une Hernie
inguinale. Cette remarque ne
fera pas inconféquente pour
des Praticiens judicieux ; je ne
parlerai point de la curation
illégale de cette maladie dans
fes commencemens ; je me con-

tenterai de déclarer hautement, que je me suis fait de ce Malade un ami solide & invariable.

IV. OBSERVATION.

Un Seigneur de cette Province, aussi distingué par son génie supérieur, que par sa naissance, son rang & ses grands biens, se plaignoit de n'avoir aucun goût pour la nourriture la plus exquise qu'on lui préparoit. Vis-à-vis d'une table aussi somptueuse, que délicatement servie, il ne voyoit aucun mets attrayant. Il consulte, on le purge ; les évacuations ne furent ni suffisantes, ni avantageuses. Votre estomac, lui dit-on, est

parefleux ou refroidi : il en
faut réveiller l'activité. Les
amers un peu animés, froncé-
rent la tunique nerveuse : les
vaifleaux fe gonflent, le pous
accelére fes battemens. On le
faigne du bras : on lui tire du
fang du pied : on lui fait prendre quelques lavemens : on
donna même un émétique en
lavage ; l'inapétence fubfifte,
l'accablement continuë ; l'in-
fomnie fe met de la partie.
Dans cet état on s'attache
moins à déloger une bile ftag-
nante, qui n'attendoit qu'un
fouffre exalté pour faire irrup-
tion dans la maffe du fang,
qu'à fuputer la dofe d'un Reméde fur une dimenfion de
corps, & une proportion relative.

Pour procurer l'apétit, & le ſommeil à la fois, on ordonne ſur le ſoir une demi ‑ once de Thériaque, pour prendre en une doſe. La nuit ſe paſſe dans l'inquiétude & dans l'altération ; l'aurore ſe léve, & tout l'extérieur du Malade n'eſt qu'une embrocation de Safran. Voilà la bile tranſmiſe dans les vaiſſeaux ſanguins & lymphatiques, par des Sels ſulfureux, & volatiliſés ; voilà une jauniſſe univerſelle. Quel parti prendre ? Quel Reméde à préférer ? On propoſe de nouvelles ſaignées ; mais le Malade étoit foible & accablé. On propoſe des purgatifs ; mais n'euſſent ‑ ils pas irrité ? Leur tems n'étoit pas encore venu. L'Eau minérale ferrugineuſe,

neufe, de tems en tems aigui-
fée par une dofe fuffifante de
Sel de la Rochelle, fut enfin
le Reméde décifif de cette
guérifon. Ce ne fut que pour
apaifer la foif, que les Eaux
furent d'abord prefcrites. Mais
M. Helvétius, dont toute la
France regrettera long-tems la
perte, me fit l'honneur de
m'écrire plufieurs fois, qu'il y
falloit infifter pour le traitement inclufif, & qu'il répon-
doit du fuccès. *

Que d'inductions utiles on
pourroit tirer de ce fidèle raport, dont la vérification eft
au pouvoir du Seigneur, qui en
a été le fujet!

* *Hyppocratis pauperies contrà morbos in
excubiis pofita eft. Ex Dureto.*

O

COROLLAIRE

Général.

LE goût de fer roüillé, & la couleur d'un beau gris de lin, reçuë par la noix de Galle rapée, que l'on remarque dans nos Eaux, les établiſſent véritablement ferrugineuſes : leurs bons effets dans les Maladies qui les exigent, conſtatent leurs excellentes qualités. Les Obſervations annéxées aux différens Chapitres de ce Traité, ſont autant de guides aux affinités. Les erreurs mêmes conduiſent à la méthode & à l'analogie. Quand nos viſcéres ſe trouveroient ſans vices, & nos humeurs ſans dépravation, nous dévrions de tems en tems recourir à ce délayant tonique, pour entretenir l'harmonie entre nos fluides & nos solides.

Nous vivons dans un Pays, où les nourritures sont succulentes, & les conjestions assez communes. L'Eau martiale aide au passage des premiéres, & les secondes en sont arrêtées ou anéanties; le germe se détruit dès sa formation, & toute communication est interceptée.

Si ces Eaux n'extirpent pas les maux invétérés, elles guérissent ou soulagent les récens: si elles ne rendent point une personne belle, elles lui procurent ou conservent la fraîcheur du teint; & si elles ne

O 2

rajeuniffent point, elles conduifent par des voyes douces
à une longue vieilleffe. Elles
font un préfent, elles font un
bienfait de la Providence ; il
faut en ufer avec fageffe, avec
confiance, avec confeil ; & ne
pas s'y abandonner par efprit
de mode, de caprice, & de
frivolité.

HYDROTHERAPEUTICUM,

CARMEN *...

EX MASSAC, &c.

CONSILIIS *fretus Medicis, Normâ-*
que medendi
Afpice pacato quæ furgant fydera Cælo,
Ferventis Cancri, fpumantis & ora
Leonis:
Sanguine fi tumeant venæ, fi ferveat
æftas,
Et nitidos ignes emittat Virginis aftrum,
Utile tempus erit fluvios forbere meden-
tes.
Si tamen involvant nigrantia nubila
folem,

* Imitat. Virgil. & Ovid.

O 3

Aut pluvio dulces contristent frigore
   terras ,
Pocula ne tangas nisi vino tincta Meraco.
Mitte , severus, aquas : abstemius, utere
   somno ,
Cui tu Nasonisque *preces , & Car-*
   mina fundas.
Somne quies rerum , placidissime Somne
   Deorum ,
Pax animi , quem Cura fugit , qui Cor-
   pora duris
Fessa Ministeriis mulces , reparasque
   labori :
Excute vim morbis : da purus & inte-
   ger ævi
Sanguis eat , solidæque suo stent robore
   vires.
Verum ubi prima novo disperget lumine
   Campos ,
Tithoni croceum linquens Aurora cubile,
Cura sit ægrotis placidos haurire liquo-
   res ;

Sulfureos latices, & divite fœta me-
tallo

Ostia, spleniticos debellatura furores.

Sit Mensura tamen Stomachus ; qui
ferre paratus,

Quod prodest : qui, naturâ monstrante,
recuset,

Quod Nimium fuerit, ceù pondus inu-
tile, ventri.

Vidi ego, bis septem libras qui sorpsit
aquarum

Tantalus amne novo sitiens impunè,
fugaces

Quæsiturus aquas in aquis, & frigus
in æstû :

Cuique suæ vires : fuge iniquos viribus
haustus :

Omnibus unus amor : non omnibus una
facultas.

PIÉCES
JUSTIFICATIVES.

Extrait de l'Histoire de la Ville de Roüen, par M. l'Abbé FARIN, Prieur du Val. Tome premier, CHAP. XLIV.

ARTICLE DES FONTAINES *Minérales.*

LA réputation des Eaux minérales de Forges, qui s'est répanduë par-tout ; les qualités de ses Fontaines, & le nombre prodigeux de guérisons qu'elles opérent encore tous les jours, nous dispensent d'en parler plus au long. Tous ceux qui en ont écrit & qui les ont éprouvées, en difent plus que nous n'en pourrions raporter ici. Ces Fontaines au nombre de trois; fçavoir, LA ROYALE, LA CARDINALE & LA REINETTE, renferment des Eaux ferrugineufes & vitriolées, qui proviennent de plufieurs endroits, & des Marais voifins de ce lieu : les opérations en font merveilleufes.

Mais fans aller fi loin, la Nature a pris plaifir d'enrichir la Ville de *Roüen* de ces mêmes trefors dans fes murailles même, & dans fes dehors. On voit plufieurs de ces Sources, de pareille qualité, dans l'endroit de la Ville, apelé vulgairement *la Maréquerie*. C'eft un grand Marais deffeché, fur lequel on a dans la fuite des tems, conftruit plufieurs Maifons dans la Paroiffe de Saint Maclou. Chaque Maifon poffède une de ces Sources minérales, dont les effets ne font pas moins furprenans que ceux des Fontaines de Forges. Les perfonnes qui en prennent en Eté, s'en trouvent confidérablement foulagées. Les Médecins les ont vifitées, & l'on en a fait des épreuves fuffifantes.

Dans le Manoir de S. Paul, apartenant à Madame l'Abbeffe de Montivilliers, Fauxbourg de Martainville, on voit auffi une ancienne Fontaine d'Eaux minérales, communément apellée la *Fontaine de Fer*, parce que fes Eaux font empreintes de

ce Minéral. Les guérifons &
les cures que ces Eaux ont opérées dans tous les tems, l'ont
renduë recommandable

En l'année 1716, on fit encore dans ce même lieu, la découverte de plufieurs Sources
femblables; & M. Néel, Médecin du Collége de Roüen,
& qui avoit été très-long-tems
le Médecin des Eaux de Forges, en a fait une courte dif-
fertation, dans laquelle il découvre les différentes qualités,
& les propriétés particuliéres
de ces Fontaines, qui fortent
du bas de la Montagne de Ste
Catherine.

Jufqu'à prefent, nous avons
copié les Editions de l'Hiftoire
de M. Farin. Cet Auteur a
donné lui-même fa premiére

Edition en 1668 : & il n'en a été rien retranché que les endroits qui font fabuleux, & dont il n'y a point de preuves, fuivant le témoignage de M. Bonaventure le Brun, dernier Editeur de cette Collection hiftorique. Il eft encore fait mention d'une Fontaine minérale, proche de Roüen, qu'on apeloit autrefois la Fontaine DE JOUVENCE; elle a été long-tems en réputation, & la conferveroit fûrement encore, fi plus à la bienféance & à la proximité des Habitans de la Capitale, elle continuoit d'être fréquentée.

Multa renafcentur, quæ jam cecidere, cadentve,
Quæ nunc funt in honore... fi volet ufus.

Horat.

CERTI-

CERTIFICAT

De Monsieur PIERRE BARJOLLE,
Entrepreneur des Travaux du Roi.

JE souſſigné, Pierre Barjolle, Entrepreneur des Travaux du Roi; certifie que dans le mois d'Avril mil ſept cent cinquante - deux, je fus requis de M. Paul Sanſon, Négociant, demeurant à Roüen, & Propriétaire des Eaux minérales de la Maréquerie, pour lui faire la Fontaine nommée actuellement *LA ROYALE.* En conſéquence, je fis fouiller en pluſieurs endroits de ſon Enclos, ſans trouver des Sources minérales; après quoi à dix ou douze pieds de la Source, nommée *LA REINETTE,* je fis

fouiller jufqu'à la profondeur
de quatorze pieds fans trouver d'eau, ce qui m'engagea
d'aller plus avant ; & ce, à dix-
huit pieds, où il fe trouva
une croûte en forme de roche, qui au premier coup de
pique qui fut donné deffus,
dégorgea d'eau fi abondam-
ment, qu'on eut à peine le
tems de retirer les Ouvriers,
& qu'en moins d'une heure,
cette fouille, qui avoit huit
pieds de diamétre, fut remplie
d'eau, & prit fon écoulement
par deffus la fuperficie de la
terre. Il fut mis à ce fujet deux
Pompes, avec un nombre
d'Ouvriers fuffifans, pour pouvoir parvenir à pofer les pierres de fondement de la petite
Fontaine. L'on ne put baiffer

l'eau que d'un pied, vû que cela n'étoit pas suffisant. On remit le lendemain une Pompe d'augmentation, avec quatre hommes à chaque; & malgré cela, il ne fut possible de baisser ladite Source que de quinze pieds; & je fus obligé de sonder ladite Fontaine à trois pieds dans l'eau, ayant travaillé le jour & la nuit sans discontinuer. Malgré ces épuisemens, la Fontaine nommée *LA REINETTE*, quoiqu'elle ne fût éloignée que de dix pieds, ne diminua aucunement. Lequel Ouvrage, moi & mes Ouvriers nous attestons véritable.

Signés, P. BARJOLLE, P. SANSON, D. BARJOLLE, F. MAULIN, J. LE TELIER, & C. HUET.

EXPLICATION

DES TERMES PHYSIQUES & de Médecine, que l'on trouvent dans le préſent TRAITÉ, *leſquels ſont évalués à leur juſte dénomination, pour faciliter la lecture de l'Ouvrage aux perſonnes qui y ſont peu initiées : le tout par ordre Alphabétique.*

A

Abdomen. C'Eſt la partie que l'on apelle proprement le ventre.

Anxiété. Ce qui s'entend ſous le nom de difficulté ou d'inquiétude dans toute la force des fonctions du corps & de l'ame.

Abſorbans. Remédes qui s'imbi-

bent de levains étrangers
dans l'eſtomac.

Ætiologie. Expoſition des cauſes,
de quelque nature qu'elles
ſoient.

Atonie. Inaction, relâchement,
ou affoibliſſement.

Acides. Sels pointus, piquans,
inciſifs.

Acrimonie. Acreté, ſalure ou
ſaumure.

Affection. Diſpoſition du corps
humain, tendante à maladie.

Anodins ou calmans. Remédes
adouciſſans, qui apaiſent
les douleurs.

Apéritifs. Remédes qui lévent
les embarras des viſcéres &
de leurs couloirs.

Aſtringens. Remédes qui reſſer-
rent & qui fortifient.

P 3

B

Béchiques. REmédes convenables à adoucir la
toux, & toujours amis de la
poitrine.

Bronches. Parties qui entrent
dans la compofition du poumon.

C

Cachexies. AMas d'humeurs
vicieufes, tendan-
tes affez fouvent à l'Hydropifie.

Cardiaques ou cordiaux. Remédes
qui raniment le mouvement
des liqueurs, en s'infinuant
dans le tiffu nerveux.

Carminatifs. Remédes qui donnent du reffort aux parties
membraneufes, pour expul-
fer les vents, & qui par-là
même deviennent de vrais
calmans.

Calcul. Pierre dans la veſſie.

Chyle. Suc blanchâtre, prove-
nant de la diſſolution des alimens dans l'eſtomac.

Colique néphrétique. Douleur violente dans les reins, cauſée
par des graviers , glaires, ou
calculs.

Conſomption. Dépériſſement précédé d'une maigreur univerſelle de toutes les parties du
corps.

Couler une liqueur, ou *en faire la
colature.* C'eſt paſſer par le lin-
ge ou le Tamis.

Couloirs. Vaiſſeaux qui transfé-
rent les humeurs , ou canaux
proprement dits.

D

Déſobſtruans. REmédes qui lévent les embar-
ras.

Dyſurie. Chaleur d'urine.

Déterger. Nétoyer.

Détersif. Nétoyant.

Diurétique. Tout Reméde qui pousse aux urines.

E

Enkisté. Veut dire humeur enfermée dans une espéce de sac.

Eaux ferrugineuses. Sont des Eaux qui contiennent du Fer.

Eréthisme. Irritation dans les parties solides.

Eruption. Sortie cutanée, de quelque nature qu'elle soit sur la peau.

Esprits animaux. Portion subtile & épurée du sang dans tout corps vivant.

F

Fibres. Filets ou filamens qui font le tissu des vaisseaux, des muscles, & de toutes les parties du corps.

Flatuosités. Indisposition habituelle , occasionnée par les vents.

G

Gastrique. Tout ce qui apar-
tient à l'estomac.

H

Hydrothérapeutique. Pratique sui-
vie des Eaux
minérales.

Hydrotique. Buveur d'Eau minérale.

Hydraulique. Apartenant à toute
Eau.

Hémoragie. Perte de sang, de quelque nature qu'elle soit.

Humeurs froides. Écrouelles.

Hydragogues. Remédes qui vui-
dent les Eaux.

Hypocondres. Parties internes du
ventre , au-dessus des côtes.

Hypocondriaque. Malade dont l'indifpofition vient des parties fubjacentes aux côtes.

Hyſtériques. Maladies , Malades ou Remédes apartenans á la claſſe des vapeurs du Sexe.

I

Incifer. **D**Ivifer, atténuer, ou rendre plus fluide.

Indication. Connoiſſance priſe de la maladie & de ſes accidens.

Interſtice. Repos d'un mal ou d'un Reméde.

Iſchurie. Supreſſion d'urine.

L

Lypothimie. **A**Néantiſſement des eſprits, ou défaillance, épuiſement, littéralement, affaiſſement.

Lithotomiſte. Celui qui tire la Pierre, ou les Pierres de la veſſie.

Litothome caché. Inſtrument dont

le Frere Côme eſt inven-
teur , pour l'opération de la
taille.

Laxatif. Tout ce qui relâche.

Levains. Toute humeur contre
nature ou contre ſanté.

Lymphe. Suc aqueux contenu
dans des vaiſſeaux particuliers.

M

Maladies aiguës. CElles qui ſe
terminent en
peu de tems.

Maladies chroniques. Celles qui du-
rent , & des mois & des années.

Mézentére. Membrane ſituée au
milieu des inteſtins.

Minoratif. Purgation douce &
legére.

Mucoſité. Humeur viſqueuſe &
gluante.

Mufcles. Faifceau de fibres char-
nuës, opérateurs des mouvemens de tout corps vivant.
Minéral. Tout ce qui fort des
différentes Mines.

N

Néotériques. Nouveau, moderne, ou du
fiécle où nous fommes.
Nitre. Salpêtre.

O

Obftruction. Tout embarras
dans les folides.
Orgafme. Sufpenfion, irritation,
irrégularité en tout fens.
Œdeme. Bouffiffure ou gonflement.

P

Parois. Surface intérine de
tous les vifcéres ayant
des cavités.
Premiéres voyes. Comprennent
l'eftomac

l'eftomac & les inteftins pris enfemble.

Paffions. Senfations inordonnées, ou mouvemens contre nature.

Pléthore. Surabondance de fang.

Pléthorique. Tempérament trop fanguin.

Q

Quinteſcence. **P** Réparation portée à fon plus haut degré de perfection.

R

Ructation. **S**ortie de vents.

Rigide. Roide.

Rigidité. Roideur.

S

Saphéne. **V**Eine qu'on ouvre quand on faigne du pied.

Squirrhe. Tumeur ou groffeur

Q

glanduleuſe, quelquefois dure, avec ou ſans douleur.

Secrétion. Séparation de quelque
liqueur que ce ſoit.

Sédiment. Dépôt qu'on aperçoit
dans l'urine qu'on a laiſſé re_
poſer, lequel prend différens
noms ſuivant les teintures
qu'il repreſente.

Séroſité. Partie aqueuſe du ſang.

Spaſme. Convulſion ou contrac-
tion violente involontaire.

Spaſmodique. Convulſif ou contraire au mouvement naturel.

Strangurie. Maladie dans laquelle
l'urine ne coule que goutte à
goutte.

T

Ton. **A**Ction ou mouvement
réglé.

Tonique adjeĉtif, & *Tonique Reméde.*
Qui ont ou donnent du reſ-
ſort.

V

Vapeurs. Tout ce qui s'éléve de la partie inférieure à la supérieure.

Vertiges. Etourdissemens de toute espéce.

Viscéres. Parties principales du corps, destinées à leurs différentes fonctions.

Q 2

TABLE
DES CHAPITRES

Contenus dans ce Livre.

APROBATION.

J'Ai lû par ordre de Monseigneur le Chancelier, un Manuscrit qui a pour titre : *Traité des Eaux minérales de Roüen, & de ses environs*, par M. DE NIHELL, & je n'y ai rien trouvé qui puisse en empêcher l'impression. A Paris ce 3 Août 1758.

LAVIROTTE.

APROBATION.

J'Ai lû par ordre de Monseigneur le Chancelier, un Manuscrit qui a pour titre : *Traité des Eaux minérales de Roüen, & de ses environs*, par M. DE NIHELL, & je n'y ai rien trouvé qui puisse en empêcher l'impression. A Paris ce 10 Août 1758.

J. DE LA DAINTE.

PERMISSION DU ROY.

LOUIS, PAR LA GRACE DE DIEU, Roi de France et de Navarre : A nos amés & féaux Conseillers, les Gens tenans nos Cours de Parlement, Maîtres des Requêtes ordinaires de notre Hôtel, Grand Conseil, Prevôt de Paris, Baillifs, Sénéchaux, leurs Lieutenans Civils, & autres nos Justiciers qu'il apartiendra, SALUT. Notre amé E. V. MACHUEL, Imprimeur-Libraire à Roüen, Nous a fait exposer qu'il desireroit faire imprimer un Manuscrit qui a pour titre : *Traité des Eaux minérales de Roüen, & de ses environs*, s'il Nous plaisoit lui accorder nos Lettres de Permission pour ce nécessaires : A ces Causes, voulant favorablement traiter l'Exposant, Nous lui avons permis & permettons par ces Presentes, de faire imprimer ledit Manuscrit autant de fois que bon lui semblera, & de le vendre, faire vendre & debiter par-tout notre Royaume pendant le tems de trois années consécutives, à compter du jour de la date des Presentes ; faisons defenses à tous Imprimeurs, Libraires & autres Personnes de quelque qualité & condition qu'elles soient, d'imprimer, vendre & debiter ledit Ouvrage,

même faire aucuns Extraits, ni d'en introduire d'impreſſion ou de réimpreſſion étran-
gére dans aucun lieu de notre obéiſſance ; à
la charge que ces Preſentes ſeront enregiſ-
trées tout au long ſur le Regiſtre de la Communauté des Imprimeurs & Libraires de Paris , dans trois mois de la date d'icelles ; que
l'impreſſion dudit Ouvrage ſera faite dans
notre Royaume & non ailleurs , en bon pa-
pier & beaux caractéres , conformément à
la feuille imprimée , attachée pour modèle
ſous le contreſcel des Preſentes ; que l'Im-
pétrant ſe conformera en tout aux Réglemens
de la Librairie , & notamment à celui du
10 Avril 1725 ; qu'avant de l'expoſer en ven-
te , le Manuſcrit qui aura ſervi de Copíe
à l'impreſſion dudit Ouvrage , ſera remis
dans le même état où l'Aprobation y aura
été donnée , ès mains de notre très - cher
& féal Chevalier Chancelier de France , le
ſieur de la Moignon , & qu'il en ſera enſuite
remis deux Exemplaires dans notre Biblio-
théque publique , un dans celle de notre Château du Louvre , & un dans celle de notre
très - cher & féal Chevalier Chancelier de
France le ſieur de la Moignon , le tout à peine
de nullité des Preſentes ; du contenu deſ-
quelles vous mandons & enjoignons de faire
jouir ledit Expoſant & ſes Ayans cauſe , plei-
nement & paiſiblement , ſans ſouffrir qu'il

leur foit fait aucun trouble ou empêchement.
Voulons qu'à la Copie des Prefentes, qui
fera imprimée tout au long au commencement ou à la fin dudit Ouvrage, foi foit ajou-
tée comme à l'Original. Commandons au
premier notre Huiffier ou Sergent fur ce requis, de faire pour l'exécution d'icelles tous
Actes requis & néceffaires, fans demander
autre Permiffion, & nonobftant Clameur de
Haro, Charte Normande & Lettres à ce con-
traires : Car tel eft notre plaifir. D o n n e' à
Verfailles le deuxiéme jour du mois de Septembre, l'an de grace mil fept cens cinquan-
te-huit ; & de notre Régne le quarante-qua-
triéme. Par le Roi en fon Confeil.

LE BEGUE.

Regiftré fur le Regiftre 14. *de la Chambre
Royale des Libraires & Imprimeurs de* Paris,
N°. 395. *fol.* 346. *conformément aux anciens
Réglemens, confirmés par celui du* 28 *Février*
1723. *A* Paris *le* 5. *Septembre* 1758.
P. G. LE MERCIER, Syndic.

*Regiftré fur le Regiftre de la Communauté
des Libraires & Imprimeurs de la Ville de*
Roüen, N°. 269. *Folio* 27. *A* Roüen *le* 4.
Octobre 1758.

EUST. FR. HERAULT, Syndic.